# Nikotinteufelchens

# Logbuch

## ... über die Flucht aus der Sucht

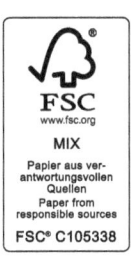

Bibliografische Information der Deutschen Nationalbibliothek:

Die Deutschen Nationalbibliothek verzeichnet diese Publikation

in der Deutschen Nationalbibliografie, detaillierte bibliografische

Daten sind im Internet über http.//dnb.dnb.de abrufbar.

Herstellung und Verlag
BoD – Books on Demand Norderstedt
Umschlaggestaltung: www.photo-4life.de

ISBN: 978-3-748133-07-0

# 1. VORWORT – GESCHRIEBEN NACH DEM PROBEABO

Wenn du das hier liest, habe ich mein Nichtraucher-Probeabo überlebt … und du hast zumindest darüber nachgedacht, auch eins abzuschließen!

Lass' es bitte sein. Wo kommen wir denn hin, wenn plötzlich „alle Welt" mit dem Rauchen aufhört? Vielleicht auch noch nur deshalb, weil es gerade Mode ist? Also echt jetzt, ich habe als frisch gebackener Nichtraucher nicht die geringste Lust, den dann auch noch von dir mitverursachten milliardenschweren Steuerausfall des Bundes mit zu kompensieren!

Wenn dir Steuern und Bund egal sind und du es trotzdem versuchen willst, betrachte dieses Büchlein bitte keineswegs als Ratgeber, wie es garantiert und zu 100 % klappt, mit dem Rauchen aufzuhören. Wenn dir mein anfänglich streng geheim geführtes Abenteuer-Tagebuch dabei hilft, fein. Wenn nicht, tja, *dann* … kleiner Tipp: Dann hast du es nicht wirklich gewollt!

Wie auch immer, auf den folgenden Seiten kannst du mitverfolgen, was mir bei meinem substanziell das Lebensgefühl verändernden Experiment so durch den Kopf ging. Du erfährst, wie ich mich dabei fühlte, meine Komfortzone zu verlassen, und du hörst von Episoden und Gesprächen, die diese gravierende Änderung meines Lebenswandels so mit sich brachten. Versteh' das Buch als mit persönlichen Gedanken gespickten Erfahrungsbericht über einen außerordentlich riskanten Selbstversuch, dessen Erfolgsaussichten ich selbst eingangs gerade mal als „maximal mittelprächtig" einstufte. Wobei selbst diese Bewertung schon mehr als optimistisch berechnet war und nur daher so geschah, weil ich nun mal ein unverbesserlich positiv denkender Mensch bin!

Das Probeabo war jedenfalls eine geniale Idee. Es bot mir die Option, innerhalb von zehn Wochen zu prüfen, ob diese Nichtraucherei wirklich gut für mich war. Es hätte ja passieren können, dass die Nikotin-Abstinenz mich langweilte und mir nichts von dem brachte, was ich mir von ihr versprach. Auch eine

Katastrophe, Ärger, kurz ein Schlüsselereignis, welches einen fatalen Kurzschluss in mir und damit das Ende des Experiments bringen konnte, schloss ich nie aus. Die Möglichkeit jederzeit zu sagen, ich fange wieder an, hielt ich mir jedenfalls offen. Und genau das solltest du auch tun.

Natürlich hatte ich im Hinterkopf, dass ich ein Idiot sein würde, wenn ich nach 70 zum Teil wirklich qualvollen Tagen sagen würde, ich fange wieder an. Aber abgesehen davon, dass ich in der Hinsicht des Wiederanfangs schon einmal ein Idiot war, erleichterte mir diese Zeitbegrenzung – auch wenn diese Selbstsuggestion nie zu 100 % klappt! – meinen inneren Schweinehund anfänglich getreu dem Motto einzulullen, dass es ja nicht für immer sein würde.

Die zehn Wochen wählte ich übrigens als Frist, weil ich von erfolgreichen „Aufhörlingen" sowie im Freundeskreis gehört hatte, dass es danach mit den fast schon brutalen Suchtschüben besser wird. Oder, mit anderen Worten gesagt, ist das Nikotinteufelchen dann bereits so sehr geschrumpft, dass es zwar gelegentlich noch wagt aufzumucken, aber einem festen Willen, so er denn dann noch da oder inzwischen gewachsen ist, nicht mehr gefährlich werden kann.

Aber Stopp, jetzt bin ich doch tatsächlich schon etwas zu weit vorgeprescht. Zeitbegrenzung, Abo und Nikotinteufelchen, das kennst du ja alles noch gar nicht. Da wollte ich eigentlich auch erst etwas später vorstellen …


PS: Was mir dabei half, die zehn Wochen durchzustehen, habe ich am Ende des Büchleins in Form einer Liste zusammengefasst. Es ist gewissermaßen ein Resümee, eine Hitliste der wichtigsten Tipps dafür, diesen die eigene Genusssucht auf drastische Weise bedrohenden Selbstversuch an einem anderen Ort mit anderen Probanden zu wiederholen.

Und wenn das tatsächlich geschehen sollte, denke immer daran: *„Man muss nicht, aber man kann – wenn man wirklich will!"*

PPS: Bevor ich auf die erzdumme Idee komme, mir wieder eine Zigarette in den Mund und dann anzustecken, lese ich mir meine Notizen selbst noch einmal durch. Nur um mich daran zu erinnern, *was ich aufgebe, wenn ich wieder anfange zu rauchen.*

PPPS: So, jetzt geht es ans Eingemachte. Natürlich habe ich meine Notizen mehrfach durchgelesen, sie korrigiert und lektoriert. Ich hatte mit mir gerungen, einige Gedanken anders zu ordnen und umzuschreiben – merkte dann jedoch, dass gerade diese scheinbar regellose Aneinanderreihung von Gedanken und Informationen genau den Gefühlen entsprach, die mich beherrschten, mit denen ich mich auseinandersetzte. So chaotisch sah es tatsächlich in mir aus. Widersprüchlich, mal zuversichtlich, im Moment darauf schon wieder pessimistisch, mal trotzig … und so weiter. Vor allem ganz am Anfang und dann noch einmal, nachdem ich meinem Körper die Nikotin-Ersatzmittel gestrichen hatte. Ich beließ es daher, wie es war und glättete nur etwas, behielt jedoch den Kern der Aussagen bei.

# DER ABEND VOR DEM „WELTUNTERGANG"

Morgen würde es soweit sein. Morgen würde der Tag beginnen, der alles änderte … ich meine natürlich, an dem ich mich zu ändern beginnen würde. Tage können bekanntlich nichts ändern, das können nur wir selbst. Beeinflusst durch Ereignisse, die an ihnen geschehen oder die wir in Gang setzen.

Ich war vorbereitet. Die biochemischen Suchtattacken meiner Entwöhnungstortour wollte ich anfangs mit einem nikotinhaltigen Ersatzmittel der Pharmaindustrie bekämpfen und dann in den „freien Flug" übergehen. In einem Schrank im Bad hatte ich noch einen kleinen Vorrat davon. Nikotin-Pflaster, explizit hergestellt für die Aufrechterhaltung des Nikotinspiegels und der Werbung nach hilfreich bei Anläufen dieser Art. Es handelte sich um Restbestände meiner letzten Aktion und sie waren sicherlich bereits hoffnungslos überlagert. Zum Glück waren es nicht mehr sehr viele. Sie sollten auch nur für die ersten Tage ausreichen. Wenn ich die durchhielt und es tatsächlich nötig werden sollte, konnte ich den Bestand immer noch auffüllen. Teuren Nachschub gab es in jeder Apotheke. Ich hoffte nur, dass die betagten Pflaster trotz des zeitlichen Verfalls noch wirken würden und die Aktion damit überhaupt eine Chance hatte. Nun, morgen früh würde ich es sehen.

Welche Pflaster ich verwende? Das ist egal. Echt, das ist nicht wichtig. Hauptsache die Pflaster oder sonstigen Mittel sind in der Lage, den Nikotinspiegel auf einem brauchbaren Level zu halten, sodass man sich erst einmal um die Änderung seiner restlichen Gewohnheiten kümmern konnte. Die Pillendreher in den staatlich geprüften Medizinausgabestellen beraten da gern.

Um unnötige Versuchungen zu minimieren, rauchte ich meine sämtlichen Zigarettenvorräte auf. Zum Schluss hatte ich mir die Kippen sogar schon zuteilen müssen. Sonst hätte es nicht ausgereicht und ich hätte am Abend vor dem großen Ereignis, keinen einzigen dieser Glimmstängel mehr zur Hand gehabt. Die heilige, letzte Zigarette. Ich rauchte sie vorhin. Zugegeben mit Genuss. Und ehrlich, als ich die Fluppe danach mit vor Ehrfurcht fast zittrigen Fingern ausgedrückt und in der Mülltonne versenkt hatte, war das schon ein echt komisches Gefühl. Sentimental, mir war fast weinerlich zumute.

Um diese peinliche Gefühlsduselei zu überwinden, kontrollierte ich vorsichtshalber noch einmal jede Tasche, jeden Schrank und jedes Schubfach, wo noch Reserven schlummern konnten. Mehrfach sogar, natürlich ohne Erfolg. Ich fand nichts, was den Start gefährden konnte. Zumindest von dieser Seite her sollte diesmal nichts schiefgehen. Theoretisch war ich gerüstet … und freute mich sogar auf den morgigen Tag, denn das war das, was ich wollte.

START INS ABENTEUER

## 1. Tag / mit Nikotinpflaster

<u>Status:</u> Ich bin zu neugierig, aufgeregt und unsicher für wirkliche Entzugserscheinungen, fühle mich jedoch hin- und hergerissen.

Heute, nebenbei gesagt an einem Mittwoch, startete ich in den 1. Tag meines Nichtraucherabenteuers. Der Tag hatte sich ergeben. Ich wählte ihn nicht etwa, weil er als Mittwoch ein besonderer Wochentag an sich war und somit einen guten Start versprach. Auch nicht, weil die Sterne besonders günstig standen oder eine wahrsagende Hexe diesen Tag beim Lesen in meinem Kaffeesatz auserkor. Ich wählte ihn, weil ich mir schon vor langer Zeit geschworen hatte, genau dann aufzuhören, wenn ich die frisch gedruckten Exemplare der ersten beiden Teile meiner „Luzifer von Beelzebub" Romantrilogie von meinem neuen Verlag zugesandt bekommen würde. Wenn ich diese, also praktisch meine Bücher, in meinen Händen halten würde, sollte Schluss sein mit Nikotin und Teer geschwängertem Tabakqualm … es war also mehr oder weniger Zufall, dass der Start auf den heutigen Tag gefallen war.

Nach dem Aufstehen heute Morgen dachte ich noch, dass bereits kurze Zeit nach dem unwiderruflichen *Start* des Abenteuers zwangsläufig so etwas wie eine große Leere über mich kommen würde. Ähnlich der geheimnisvollen, düsteren Stille im grenzenlosen Nichts des schwarzen Weltalls würde sie mich umfangen, so dass ich fortan weder etwas hören, noch fühlen oder sehen würde.

Ganz so dramatisch war es zum Glück dann doch nicht, denn sonst wäre ich schon etwas später, auf dem Weg in die Firma, mit hoher Wahrscheinlichkeit mit meinem Wagen vor einen Baum gefahren und das Abenteuer hätte schlagartig sein abruptes Ende gefunden.

Trotzdem war diese Phase überaus bemerkenswert. Auch wenn sie nur kurze Zeit anhielt, denn schon im Moment darauf überschlugen sich meine Gedanken.

Ich und jetzt aufhören mit dem Rauchen. Heiliger Bimbam, das war doch … na ja, zumindest echt krass!

Gleich früh am Morgen, noch vor dem Zähneputzen, war das Pharmahilfsmittel zum Einsatz gekommen. Die überlagerten Pflaster mit weit zurückliegendem Verfallsdatum klebten noch ganz gut, rochen jedoch streng nach etwas, was ich mit gutem Willen als Nikotin einstufte. Ob sie noch wirkten, würde der Tag zeigen. Um auf die erste Zigarette des Tages zu verzichten, auf die, die ich immer auf dem Weg zur Garage geraucht hatte – immerhin gigantische 70 Meter! – hätte ich das Pflaster nicht gebraucht. Das war nicht sehr schwer, freudig aufgeregt wie ich war. Der Reiz des Neuen eben. Außerdem dauerte diese Gelegenheit nicht lang, ein paar Minuten nur. Nachdem Garage und Gartentor geschlossen waren, der Motor meines Autos lief und losfuhr, war sie bereits vorbei – die erste gewohnte Situation, in der ich immer geraucht hatte. Im Auto rauchte ich, auch aus Gewohnheit, schon seit Jahren nicht mehr. Nichts konnte schiefgehen, nichts konnte mich stoppen … oder?

Verdammt auch, natürlich doch. Immerhin könnte ich unterwegs auch anhalten und aussteigen. Zum Beispiel an diesem Supermarkt, der da gleich rechterhand auftauchen würde. Die Vorstellung manifestierte sich bereits. Etwas in meinem Hirn gaukelte mir vor, wie toll es doch wäre, jetzt da anzuhalten. In wenigen Minuten könnte ich die bereits aufkommende Qual lindern, eventuelle Panikattacken vermeiden und den würzigen Rauch einer Zigarette schmecken. Und dabei würde ich nicht einmal mein Gesicht verlieren, denn niemand wusste von meinem Vorhaben. Still und heimlich hatte ich es begonnen. Oh verflucht, irgend so ein sentimentaler Phrasendrescher in meinem Kopf kannte mich offenbar genau! Er wusste, wo er die Hebel ansetzen musste, welche Bilder er mir zeigen musste. Und das tat der Mistkerl gnadenlos!

Mit Müh' und Not, wohl auch immer noch gestärkt vom nachwirkenden Reiz des Neuen, widerstand ich, hielt nicht und fuhr weiter. Und plötzlich, siehe da, kaum dass ich nur ein paar Meter an der Einmündung vorbeigefahren war, schwieg diese dubiose Stimme. Ein erstes Gefühl des Stolzes machte sich in mir breit. Das Beste war natürlich, dass dieses Gefühl nicht nur für die restliche Fahrzeit bis zur Firma anhielt, sondern auch gleich noch auf dem Weg vom Parkplatz bis ins Büro – einer weiteren Gelegenheit, die ich zuweilen für eine Zigarette genutzt hatte.

Dann jedoch, einige Zeit später, rückte die Zeit der ersten Pause näher. Und mit ihr das rituelle Rudelrauchen draußen auf der sommerlich warmen Laderampe. Verdammt auch, spätestens dann musste ich Farbe bekennen. Doch wollte ich das wirklich? In wenigen Minuten gab es kein Zurück mehr, denn wenn meine Kollegen erst einmal gesehen hatten, dass ich nicht rauchte, wurde mein verwegener Aufbruch in nikotinfreie Gewässer öffentlich bekannt und wurde damit zum aktenkundig registrierten Versuch deklariert, der eingeschworenen Suchtgemeinde zu entkommen.

Mit bangen Gefühlen folgte ich den Kollegen die Treppe hinunter. Beinahe auf jeder Stufe fragte ich mich erneut, war verunsichert, kämpfte mit mir. Immerhin konnte ich die unglückselige Sache noch abbiegen, die Pinne des Ruders herumreißen und die Segel unauffällig aus dem schon eingeleiteten Wendemanöver heraus wieder auf den alten, bequemen Kurs stellen, mit anderen Worten einfach nach einer Zigarette fragen. Meine konnte ich ja heute ausnahmsweise einmal vergessen haben. So etwas passierte. Und mal ehrlich, so gut wie kein gestandener Raucher zeigt sich knickrig, wenn es darum ging, einem Bruder im Geist der rauchenden Genusssucht wohlwollend aus der Patsche zu helfen. Außer vielleicht, wenn gewisse Muster die Ausnutzung dieser Hilfsbereitschaft und damit den parasitären Schnorrer erkennen lassen. Natürlich gab es, wenn auch selten, auch unter den Rauchern Geizhälse, welche solche Notlagen intolerant zugunsten von ein paar eingesparten Cent ignorierten, damit aber gegebenenfalls bei einem eigenen Engpass riskierten, dass man mit ihm ebenso verfuhr …

Allerdings gab es die hier in der Firma nicht! Ich entschied daher, meinen Kurs weiterzusteuern, die Karten aufzudecken und mich der neuen Situation zu stellen.

Erstaunlicherweise kam es zunächst nicht zu den erwarteten Reaktionen. Wahrscheinlich maß ich selbst der Sache auch viel zu viel Bedeutung bei. Dabei war es tatsächlich, real und aus nächster Nähe betrachtet, sowohl aus Sicht des Universums als auch in den Augen des Rauchrudels komplett bedeutungslos, ob ich nun rauchte oder eben nicht. Mehr als der lapidare Kommentar: „Du fängst ja eh wieder an!", kam somit nicht.

Dass es dabei nicht bleiben würde, war mir jedoch auch klar. Der Morgen würde vorübergehen, die Neuigkeit würde sich verbreiten und verarbeitet werden. Und dann würden Fragen kommen. Die gewonnene Galgenfrist musste ich nutzen … also, verdammt nochmal, warum wollte ich eigentlich aufhören? Ich brauchte irgendetwas Cooles, was meinen Schritt plausibel begründete und vorerst nicht allzu viel Spielraum für tiefergehende Erörterungen zuließ – denn zu weit wollte ich mich bei meinem derzeitigen „Erfolgsstadium" noch nicht aus dem Fenster beugen.

Das klingt jetzt sicherlich irgendwie so, als ob ich die Rauchstopp-Entscheidung doch urplötzlich getroffen, mich nicht schon Wochen zuvor darauf vorbereitet hätte. Was natürlich gar nicht funktionieren würde. Um nicht zu sagen, dass es ohne mentale Vorsorge unmöglich wäre … ich wusste natürlich warum … grundsätzlich zumindest …

Ein Motiv musste her, und zwar ein gutes! Eine gute Ausrede, die auch gestandene Raucher – und nebenbei auch immer wieder mich selbst! – davon überzeugten, dass mein Vorhaben Hand und Fuß hatte.

Die schockierenden Bilder auf den Verpackungen gingen auf keinen Fall! Die mit Ekelfotos suggerierte Bedrohung der Gesundheit war, wie inzwischen mehrfach journalistisch aufgedeckt, eine mit Bildbearbeitungssoftware manipulierte Fake-News. Also echt, liebe Politiker, diese Bilder, die ihr dem auf einem Camel® West®-wärts reitenden Marlboro® Cowboy per Gesetz verpflichtet habt, auf Schachteln und Päckchen zu kleben und zu drucken, sind nicht abschreckend. Sie sind, zugegeben, zuweilen unappetitlich, eben gut verfälscht, aber nicht abschreckend und geben daher kein gutes Motiv ab. Nicht einmal der schlechteste Krimiautor würde sie als Anstoß für auch nur irgendeine Aktion verwenden. Gut, zugegeben, immerhin führten sie dazu, dass eine neue Marktlücke für Sticker entstand, die einige Raucher für ein paar Cent kaufen und dann über diese Ekelbilder kleben. Aber zum großen Geschäft wird das wohl eher nicht, denn die meisten Tabakkonsumenten ignorieren diese unästhetischen Minikunstwerke ganz einfach.

Also was dann? Bockigkeit funktioniert häufig bei mir, hält aber als Motiv meistens nicht lange vor. Geld? Ja, okay, das ginge. Immerhin werden Zigaretten und Tabak dank der heuchlerischen Steuerpolitik immer teurer. Wann, liebe Politiker, war eigentlich der Tag, an dem sich das Blatt wendete und an dem die Lobbyisten der Pharmaindustrie mehr boten, als die von der Tabakindustrie? Das ließe sich sicherlich leicht feststellen. Das müsste ja in die Zeit zurückfallen, als urplötzlich die Steuern auf Rauchwaren mehr als deutlich anwuchsen und damit als Anteil des Preises größer wurden, als ihr Material- und Herstellungswert plus Gewinnspanne für Hersteller und Händler. Zeitlich fiel das sicherlich mit dem Datum zusammen, als urplötzlich die zuweilen militant anmutende Antiraucherbewegung im Staat „bemerkt" und damit wirksamen politischen Rückhalt bekam …

Aber das sind nur Vermutungen.

Sollte ich vielleicht offen und ehrlich einfach mein ursprüngliches Motiv nennen? Freiheit?

Ich meine abgesehen davon, dass Ehrlichkeit zwangsläufig den geringsten Energieverbrauch beim Ersinnen von Ausreden verursacht, war der Begriff Freiheit natürlich ein unschlagbar starkes Motiv. Mein Ur-Motiv sozusagen.

Die Freiheit von materiellen Zwängen war seit meiner Kindheit, besser seit der Lektüre der damals von mir bevorzugten Indianerromane, ein Gedanke, den ich im Laufe der Jahre durch immer mehr Gewohnheiten verdrängte, welche ich aus zugegebener Bequemlichkeit und Genusssucht annahm. Einer dieser Gedanken, der sich mir als Kind damals aufdrängte, war der, dass es die Indianer mit Pfeil und Bogen doch viel besser hatten, an Munitions-Nachschub – also an neue Pfeile – heranzukommen, als die niederträchtigen, weißen Landräuber an Kugeln und Pulver für ihre Flinten. Büsche für Pfeilschäfte und Steine für Spitzen gab es fast überall, Handelsposten, die Pulver und Blei führten, eher nicht. Jedenfalls aus Sicht eines unter der Bettdecke lesenden, wohlbehüteten Jungen fernab des wilden Westens.

Dass die Indianer mit ihrer veralteten Waffentechnologie, trotz all ihrer Kraft und Tapferkeit, keine echte Chance gegen die weißen Landräuber hatten und unter anderem deshalb heute ein Herr Trump regiert … sah ich damals ebenso wenig, wie es heute „eigentlich" zu diesem Thema hier passt, aber mal gesagt werden muss. Also – und nicht nur deshalb, weil die Landräuber im Gegensatz zu den Indianern bei mir generell im Schubkasten „gemein und böse" landeten und auch heute noch landen – wollte ich immer lieber ein Indianer sein.

Soweit zu den kindlichen Fantasien, die sich allerdings im übertragenen Sinne bis zum heutigen Tag auswirken. Der ewige, wenn auch selbstauferlegte Zwang, immer Rauchzeug bei mir zu haben, nervt und engt mich genauso ein, wie die ‚ominösen' Zwängen gehorchenden Sucht, in regelmäßigen Abständen zu rauchen. Was sollte ich tun, wenn es plötzlich keine Zigaretten mehr gab? Wenn es gewissermaßen keine Handelsposten mehr gab und der Nachschub an „Munition" versiegte?

Als Sahnehäubchen obendrauf bedeutete die Befreiung von dieser Sucht, dass ich mich nicht mehr für deren Befriedigung wie ein Ausgestoßener bei Wind und Wetter vor die Türen und in Flughäfen in die verräucherten Aquarien treiben lassen musste. Eine weitergehende Freiheit, die, ich sah das bereits voraus, schon in naher Zukunft dem Motiv der Materialbeschaffung den Rang ablaufen würde.

Mit diesem Ziel konnte ich mich identifizieren. Frei und unabhängig von der Sucht nach einem zweifelhaften Genuss zu werden, der mich als Genusssüchtigen per Gesetz mehr und mehr ächtete und gesellschaftlich in den fast asozial anmutenden Randbereich prähistorischer Höhlenmenschen drängte.

Und ehrlich, nie wieder diese erzwungenen Schmachtpausen an Orten mit Rauchverbot ertragen zu müssen, hatte doch echt etwas für sich. Diese diktatorisch aufgezwungenen Entzugsphasen mit zeitlich ungewissem oder gar weit in ferner Zukunft liegendem Ende zermürbten echt die Kräfte. Die ersehnte nächste Pause, der nächste Zwischenstopp auf der Autobahn oder die sich hinziehende Landung des Fliegers, der Ausstieg, der lange Weg durch den Flughafen, die Sicherheitskontrollen bei Aus- und Einreise, zuweilen technische Pannen, die dafür sorgen, dass der Flieger Stunden auf dem Flugplatz steht …

Ein gutes Beispiel! Ich habe es erlebt. Die Maschine rollte zum Start, beschleunigte, und bremste dann hart. Im Flieger der Billig-Airline sitzend hörte ich über die schlechte Bordbeschallung vom Kapitän, dass es technische Probleme gäbe und dass sich der Start deshalb um zunächst 20 Minuten verzögern würde. Letztendlich waren es dann sogar zwei geschlagene Stunden. In Gedanken sah ich förmlich, wie die Techniker draußen irgendwelche losen Flugzeugteile mit Panzertape wieder an den Flieger klebten. Das war schon nervenaufreibend genug – aber dann auch noch die ganze Zeit über nicht einmal eine Zigarette rauchen zu können, ehrlich, das zehrte echt hastig am Nervenkostüm!

Aber das würde mir von nun an egal sein. Verschwinden würde der Drang, meinen nach Nikotin schreienden Körper endlich mit einem Nachschub des heißbegehrten Nervengifts mit großem Suchpotential zufriedenzustellen.

So, genug für heute. Ach so, ja, überlagerte Nikotinpflaster funktionieren noch, erzeugen jedoch ein leicht brennendes Gefühl auf der Haut. Das bemerkte ich jetzt wieder, weil mir auffiel, wie ich beim Schreiben unbewusst versuchte, die „bepflasterte" Schulter weniger gegen die Sessellehne zu drücken.

Ich frage mich allerdings, brannten die Pflaster auch schon auf der Haut, als sie noch frisch waren? Nun, wenn ich weiterhin durchhalte, werde ich es sehen …

## 2. Tag / mit Nikotinpflaster

<u>Status:</u> Die Gier drängt und das verdammte Nikotinpflaster brennt auf der Haut.

Als ich heute früh erwachte, dachte ich mehr oder weniger sofort ans Rauchen. Gleich nachdem ich „Guten Morgen 2. Tag!" gedacht hatte. Aus dem Radiowecker, der mich sanft aus Morpheus' nächtlichem Reich in die blendend helle morgendliche Realität dieses Sommermorgens gerissen hatte, hörte ich eine nette Frauenstimme den Wetterbericht ansagen, welcher exakt zur Intensität des ins Schlafzimmer scheinenden Sonnenlichts passte – trocken, blauer Himmel, bis 34 °C.

Nach und nach munterer werdend überlegte ich, ob ich wieder eines der alten Nikotinpflaster verwenden sollte. Denn auch wenn sich das Brennen auf meiner Schulter am Abend zuvor nach der Dusche gelegt hatte, war es nicht gerade angenehm gewesen.

Andererseits wusste ich, dass mein Wille, aufhören zu wollen – nebenbei, ich wollte es auch heute noch! - mit sinkendem Nikotinspiegel sofort gen Null dahinschmelzen würde. Spätestens dann würden, grässlich kichernden Irrlichtern gleich, die überflüssigsten Ausreden und Weisheiten pro Rauchen aus den Tiefen meines Entzugs verwirrten Hirns auftauchen und mich vom „rechten Weg" abzubringen versuchen. Ich hörte sie bereits locken, denn über Nacht war das Nikotinpolster in meinem Körper zusammengefallen.

Mich daher pro Pflaster entscheidend, ging ich ins Bad, machte mich frisch und applizierte die überteuerte pharmazeutische Errungenschaft an einem anderen Ort als Tags zuvor, jedoch wieder auf meiner Schulter.

Später dann, bereits im Auto, fühlte ich, wie das Nikotin in meinen Körper flutete. Und natürlich auch wieder das Brennen des alten Pflasters. Ich überschlug kurz die Bestände und entschied, spätestens Montag in die Apotheke zu gehen. Wenn ich bis dahin durchgehalten haben sollte, lohnte es sich und war um Klassen besser, als den Schwanz einzukneifen, reuig zu den alten Göttern zurückzukehren und doch wieder Zigaretten zu kaufen …

Wenn ich es, jetzt abends schreibend im Sessel sitzend, so recht bedachte und die Geschehnisse im Nachhinein rekapitulierte, hatte ich mir während des restlichen Tages wenig Gedanken gemacht, was die Raucherei betraf. Geschuldet wohl dem Umstand, dass verschiedene Tests sowie nachfolgend die Erstellung der zugehörigen Unterlagen einen großen Teil meiner Kreativität beanspruchten, wirkte offenbar das Pflaster-Nikotin soweit in mir, dass kein Verlangen aufkam. Bis zum Feierabend. Danach jedoch, auf dem Heimweg, bekam ich so einen Appetit, dass ich es gerade so schaffte, nach Hause zu kommen. Wo ich mich dahingehend in Sicherheit wusste, dass ich nicht an Zigaretten herankommen würde. Zu allem Überfluss bemerkte dann vorhin meine Frau, dass ich den bereits seit langer Zeit angekündigten Schritt gegangen war. Sie hatte schon nicht mehr daran geglaubt. Als einer der glücklichen Menschen, die nie geraucht haben, freute sie sich … und ich mich mit ihr … dachte jedoch auch, dass es nun eine Hürde mehr auf die alten Wege zurückgab, wenn mein Versuch scheitern sollte. Denn mal Hand aufs Herz – wer enttäuscht schon gern geliebte Menschen?

### 3. Tag / mit Nikotinpflaster

<u>Status:</u> Ich bin lustlos, die Gier nimmt einen Teil meines Denkens ein und das Nikotinpflaster brennt immer noch.

Der Reiz des Neuen begann scheinbar zu schwinden. Ich fühlte es bereits beim Erwachen, von meinem Willen, die Qual durchzustehen, war nicht viel übrig. Irgendwo zwischen brennenden Nikotinpflastern und was weiß ich war der positive Geschmack des Abstinenz-Gedankens auf der Strecke geblieben. Nach so kurzer Zeit bereits! Und gerade jetzt, wo nun schon fast alle wussten, welches Unterfangen ich gestartet hatte. Irgendetwas lief hier verkehrt … oder war nur mein Nikotinlevel in der letzten Nacht zu weit gesunken? Weiter vielleicht, als in der Nacht zuvor?

Lustlos schleppte ich mich ins Bad, machte, was man dort so am Morgen tut und pappte das blöde Pflaster auf die Schulter. Links? Rechts? Verdammt, wo hatte ich begonnen? Egal, ich langte etwas tiefer und rieb das Ding an eine Stelle, wo ich gestern garantiert nicht hingelangt hatte. Vielleicht sollte ich eine Liste führen, damit ich nicht jeden Morgen rätseln musste … falls das überhaupt noch lange so weiter ging mit den Pflastern. Immerhin, bei einer Zigarette musste ich nicht rätseln – die gehörte immer in den Mund. Ob rechts oder links war da egal!

Im Auto dann, gleich beim Start, ging mir der Supermarkt auf der Strecke durch den Kopf. Verdammt, der lockte natürlich! Wie eine präparierte Mausefalle mit einem Zigarettenautomaten als Köder …

Wie um mich abzulenken, ging ich wieder einmal die bekannte Masse an Ausreden und Sentimentalitäten durch, die mein süchtiges Hirn gern zum Kontern nutzte. Ja, wieder einmal – Vorbereitung ist die halbe Miete – ich hatte das schon 100 Mal und öfter getan! Denn ganz so simpel war das, was ich vorhatte, ja nun doch nicht. Immerhin ging es nicht einfach lapidar darum, mal eben zu beschließen, nie wieder ein längsgestreiftes T-Shirt zur karierten Hose zu tragen. Oder zur ebenfalls längsgestreiften Hose. Oder eine ähnlich schwerwiegende Entscheidung zu treffen …

*… und wer da verdammt noch einmal das Gegenteil behauptete, wusste echt nicht, wovon er redete! Er kannte nicht dieses tolle Gefühl, das mich jedes Mal ergriff, wenn ich mir nach einem guten Frühstück eine Zigarette anzündete, nicht den Genuss, den es mir bereitete, ihren würzigen Rauch durch die Kehle in die Lunge zu saugen und dabei zu spüren, wie sich sein Aroma im Hals und auf der Zunge mit dem von Frühstücksei und Kaffee zu einer Symphonie des Glücks verband, welche mit Pauken und Trompeten scheinbar direkt, einer exzellenten Liveübertragung gleich, vom Schlund aus ins Hirn hinein gesendet wurde. Ebenso wenig kannte er das befreiende Gefühl, wenn ich mich nach einer supertoll gelösten, schwierigen Aufgabe mit einer Zigarette, quasi mit heiligem Rauch, belohnt hatte. Und ebenso wenig das Feeling bei der Zigarette nach dem Mittagessen und dem Kaffee danach sowie ihre entspannende Wirkung bei zu viel Stress. Und, mal ganz ehrlich, ein Bierchen oder guter Wein ohne Glimmstängel, das schmeckt doch auch nicht, oder?*

So, das war der Mainstream der Sentimentalität, die mir einfiel. Und die anderen Sachen? Die Ausreden? Ja genau, die waren auch nicht von schlechten Eltern. Immerhin waren sie nicht unwahr …

*… denn da sind ja unbestritten eh schon die vielen Schadstoffe in der verseuchten Umwelt. Schwarze Rußwolken von Schummeldieseln auf den Straßen, viel schlimmere noch von den Riesen-Rußdampfern auf den Meeren – nur dass von letzteren offenbar nicht so viele und vor allem keine Politiker sprechen dürfen, weil Dank besserer Lobby gegen die Reedereien und Vergnügungs-Schifffahrtsgesellschaften nicht einfach so selbstherrlich wie gegen ottonormalbürgerliche Dieselautofahrer sanktioniert und*

*besteuert werden darf. Und dann sind da noch die Strahlungen von den vielen überflüssigen Atomwaffentests in unserer Atmosphäre, Giftstoffe in Möbeln und Teppichen, in Frühstückseiern, in Laserdruckern und in gegrillten Würstchen, das Hirn rösten wir uns auch täglich mit den Funkwellen unserer smarten und apfeligen Phones und noch vieles mehr - das ist doch alles viel gefährlicher, als das bisschen Nikotin, Teer und Kohlendioxid! Da sind Zigaretten doch eigentlich nur noch ein Tropfen auf dem heißen Stein.*

*Und da soll ich allen Ernstes aufhören wollen? Verdammt auch, warum? Damit ich gesünder sterbe?*

Genau deswegen! Beinahe jedenfalls, weil ich natürlich nicht so einen Blödsinn geplant habe, um gesünder zu sterben, sondern damit ich bis dahin einen Teil gesünder lebe! Mich vor allem wohler dabei fühle. Vor allem auf Letzteres bin ich echt schon gespannt!

So. Zumindest kann mir keiner vorwerfen, dass ich sie nicht alle kennen würde, diese feinen Ja-Aber-Ausreden, die auch ich heruntergebetet hatte, wenn es darum ging, diese Laster genannte Sucht zu verteidigen. Wenn ich noch weiter nachgedacht hätte, wären mir bestimmt noch viel mehr davon eingefallen, um die geplante Aktion gleich wieder abzublasen – Letzteres natürlich im wahrsten Sinne des Wortes mit einer zünftigen Zigarette.

In diesem Moment bemerkte ich, dass ich am Supermarkt vorbeigefahren war.

Erleichtert atmete ich auf. Halleluja, das war knapp. Hatte ich mir vielleicht zu viel vorgenommen? Zuviel auf einmal?

Ich kannte mich – ich konnte alles, außer nichts zu tun. Das lag mir nicht. Wenn die Arbeit allerdings geballt auf mich einstürmte, einem nicht zu übersehenden Berg gleich, dann … stückelte ich sie in Abschnitte und ließ einen Teil liegen, bis der Teil zuvor erledigt war.

Ich überlegte. Ich wusste, warum mir plötzlich all' diese Argumente pro Rauch eingefallen waren. Die pure Aufregung vor dem wirklichen Absprung war das, ein krasser Fall von Torschlusspanik. Denn weiter als am heutigen Tag war ich lange nicht davon entfernt, die Sucht hinter mir zu lassen. Seit 59 Stunden hatte ich nicht geraucht. Und die Tür war immer noch offen. Offener als offen! Also, jetzt war Schluss mit diesen Gedanken ans Scheitern!

Ohne mich aufzuregen, bremste ich automatisch am Ende der ewig langen Autoschlange, die sich am geschlossenen Bahnübergang gebildet hatte. Ich konnte mir ein Grinsen nicht verkneifen, diese Kleinstadt musste stehende Autos wirklich lieben! Wie oft hatte ich hier an diesem Übergang schon gestanden, ohne dass sich auf den Gleisen etwas bewegte. Und die zusätzlich den Verkehr vor dem Schließen der Schranke schon ausbremsende Ampel machte den Kohl obendrein noch fett, besser gesagt den Stau länger. Den Namen der Stadt lasse ich hier bewusst weg – es ist gewiss nicht die einzige Stadt auf der Welt mit offenbar bewusst verzögertem Verkehrsfluss. Also echt, wohnen möchte ich hier nicht. Genervte Autofahrer, die, weil sie nicht sehen, wann es weitergeht, in Fahrzeugen mit laufenden Motoren jederzeit zum Start bereit, eine viertel Stunde und länger darauf warten, dass sie endlich weiterfahren können …

Tipp – es gibt elektronische Anzeigen, auf denen läuft ein Timer ab. Über der Straße aufgehängt würde das sicherlich einige, vor allem benzinfressende Motoren, zum Verstummen bringen.

Aber ich schweife ab, zurück zum Thema. Das Gute, was ich an diesem Stopp für mich feststellte, war, dass ich Zeit zum Nachdenken gewonnen hatte. Wenn ich nur jedem Blödsinn so leicht einen Vorteil abgewinnen könnte!

Plötzlich fiel mir ein Werbeflyer ein. Von welcher Firma? Unwichtig. Irgend so ein Mobilfunk-Elektronik-Auto-Zeitungs-Streaming-Dingens. Wichtig dabei war das dick und fett gedruckte Wort *Probeabo* darauf.

Probeabo … ich ließ mir das Wort auf der Zunge zergehen und verdrängte den negativen Beigeschmack, den es bis dato jedes Mal in mir erzeugt hatte, wenn ich es las. Probeabo, ein Abonnement auf Probe. Mehrere Worte werbewirksam zusammengerafft und in eine neudeutsche Wortschöpfung gepresst.

Ich hatte nie eines abgeschlossen. Einerseits, weil ich hundertprozentig vergessen hätte, es rechtzeitig zu kündigen, andererseits, weil ich den Nutzen von Sachen, die mich interessieren, vorher ergründete und sie dann auch sofort verwarf oder erwarb.

Aber in diesem Fall jedoch konnte das genau zur gesuchten Lösung meines Problems werden: Ein befristeter Rauchstopp in Form eines Probeabos. Das wäre jetzt doch genau das Richtige! Eine festgesetzte Zeitspanne, innerhalb der ich mir vornahm, nicht zu rauchen. Und während dieser Zeit konnte ich mir vom Prinzip her einreden, nicht wirklich aufzuhören. Das konnte ich mir sogar glaubhaft versichern.

Genau, richtig, ich höre gar nicht auf! Basta! Jedenfalls nicht für den Rest meines Lebens. Zunächst werde ich dieses Nichtrauchen erst einmal testen für … ja, für wie lange denn?

Wieder überlegte ich. Unlängst war ich mit einem Holländer ins Gespräch gekommen. Der Mann hatte vor einem halben Jahr aufgehört und erinnerte sich noch an einige Umstände. Zum Glück, denn ich wusste es nicht mehr, obwohl ich das schon einmal hinter mir hatte. Der Holländer jedenfalls hatte etwas von acht bis zehn Wochen gesagt. Danach gäbe es auch noch Suchtattacken, aber …

Ich legte das Abo für mich auf zehn Wochen fest. Zehn läppische Wochen. Im beitragsfreien Probeabo. Das waren gerade mal lächerliche 70 Tage. Ein zeitbegrenztes Abenteuer. Der Stopp war kein Muss und vor allem nicht für immer und ewig.

Gut, zugegeben, zehn Wochen sind *nicht lächerlich*. 70 Tage können echt verdammt lang werden. Selbst, wenn ich mir in dieser ach so übersichtlich begrenzten Zeit permanent vor Augen halten werde, wozu es gut ist, mit der

Qualmerei aufzuhören, fand das rauchwillige Alter Ego in meinem Kopf mit Sicherheit zu jedem dieser Argumente ein höllisch gut begründetes Gegenargument und zerlegte mein angegriffenes, aufhörwilliges Ich nach Strich und Faden …

Aber sollte es doch! Es war ja nicht für immer. In gut neun-einhalb Wochen konnte ich ihm ja wieder nachgeben – wenn ich dann noch wollte. Bis dahin jedoch WOLLTE ich durchhalten! Was danach kommen würde, würde eben danach kommen …

Ein angenehmer Nebeneffekt der Geschichte war natürlich, dass ich mir, und zwar bei meinen Kollegen und bei meiner Frau zugleich, so eine Art Fluchtweg einrichten konnte. Einen Weg des Scheiterns zwar, aber einen, den ich mit einem gewissen Maß an verbliebener Würde beschreiten konnte.

Vorhin, als ich nach Hause kam, testete ich die Abo-Geschichte. Hui war das lustig, meine Frau guckte mich genauso irritiert den Kopf schüttelnd an, wie meine Kollegen. Aber sollten sie doch. Wenn es mir half, sollten sie mich doch für seltsam halten.

### 4. Tag / mit Nikotinpflaster

<u>Status:</u> Unveränderte Begierde und brennendes Nikotinpflaster, selbst am Wochenende.

Wochenende! Endlich! Die ersten drei Tage waren überstanden. Vor mir lag das erste, rauchfreie Wochenende. Gespannt, was mich erwarten würde, stand ich auf und ging ins Bad. Bis zum Frühstück, das wieder leicht brennende Pflaster mit der täglichen Nikotindosis auf der Schulter platziert, war alles okay. Doch dann, siehe da, gestaltete sich dieser gemütliche Start in den Tag für mich als frisch gebackenen Ex-Süchtling verführerischer als gedacht. Kaffee, Frühstücksei … nur eine Komponente der Symphonie fehlte!

Aber gut, was hatte ich erwartet, war ich doch gerade erst beim 4. Tag angelangt. Dass mich daheim in entspannter Atmosphäre die alten Gewohnheiten packen, überraschte mich nicht. Jahrzehntelang hatten sie in Ruhe gedeihen können, waren gewachsen und in meinen Denkstrukturen verkapselt und verknöchert. Und gerade solche Tage hatten natürlich das Potenzial, wie eine Art sentimentale Masterfolie über die Synapsen des Hirns gespannt zu werden. Einem Regenschirm gleich, auf dem alle folgenden, vielleicht auch schönen, die Gewohnheit jedoch durchbrechenden Erinnerungen abprallten. So jedenfalls stellte ich mir es gerade vor. Weil es eben gerade diese Momente waren, wo die Zigarette besonders gut schmeckte. In Ruhe genossen auf der schattigen Terrasse eines spanischen Hotels etwa. Mit Blick auf Mittelmeer, blauen Himmel und goldenen Sandstrand. Dazu einen Cappuccino. Einen echten versteht sich. Einen, den der Barkeeper aus „natürlichen" Zutaten mit einer alten, zischenden Espresso-Maschine zubereitet und letztendlich als Krönung auf den Milchschaum noch eine leichte Wolke hellbraunen Kakaos „haucht" …

Verdammt, wenn ich diese Bilder an meinem geistigen Auge vorüberziehen ließ – und genau das musste ich ja tun, um das hier zu schreiben – bekam ich selbst jetzt, an diesem warmen Sommerabend in Deutschland, mit einem schlichten, zwar alkoholfreien, aber eisgekühlten, Bierchen und dem Laptop im abendlichen Schatten auf der Terrasse vor unserem Haus sitzend, wieder Appetit auf eine Fluppe.

Nach dem Frühstück hatte ich die aufkommende Suchtattacke zum Glück schnell niederringen können. Na ja schnell … ich hatte sie niedergerungen … quatsch, ich hatte sie verdrängt. Jegliche Sentimentalität schwindet, wenn das Hirn mit ablenkender Tätigkeit gefordert wird. Nun, dem Garten tat es gut. Ihn zierte ein weiterer Abschnitt des neu aufzustellenden Zauns. Das war sogar richtig harte Arbeit. Zumal die Sonne ihr Bestes gab und dort, wo der

RAL 6005 moosgrüne Zaun von nun an für hoffentlich lange Zeit ausdauernd die Grenze des Grundstücks absteckt und unseren Hund am Aus- sowie fremde Hunde am Einbrechen hindert, gab es keinen Schatten. Was letztendlich jedoch gut war, denn ich war so sehr mit der Fertigstellung beschäftigt und nebenbei dermaßen erschöpft, dass ich während der Arbeit keinen Gedanken an eine Zigarette verschwendete und die Pausen tatsächlich für das brauchte, wofür sie sind – zur Erholung.

## 5. Tag / mit Nikotinpflaster

Status: Unverändert, wie gestern.

„Immer wieder sonntags kommt die …" – ja natürlich erinnerte ich mich auch heute, am 2. Tag des 1. rauchfreien Wochenendes, daran, dass so ein Zigarettchen nach dem Frühstück schon etwas Feines ist.

Für alle, die weder mit Cindy und Bert noch mit dem Titel „Immer wieder sonntags …" etwas anfangen können – das Lied trällerten die beiden mit schlagererprobter Kehle im Jahre 1973. Da war die Raucherwelt noch in Ordnung. Ich selbst hatte damals noch nicht mit dem Rauchen begonnen. Jedenfalls nicht mit dem aktiven Rauchen, denn zu dieser Zeit rauchten Mann und Frau überall, und niemand dachte an die Mitmenschen, die den Rauch unwillkürlich einatmeten. Auch dann nicht, wenn es noch Kinder waren. Es wurde geraucht, was das Zeug hielt, im Auto, im Flieger und in der Bahn, im Wohnzimmer … ja so waren sie, die „guten, alten Zeiten".

Inwieweit mir diese Überlegungen heute halfen, über den Tag zu kommen? Haben sie nicht. Das war echt nicht leicht. Selbst mit dem alten Stinkepflaster, welches ich mir nach dem Aufstehen wieder auf die Schulter geklebt hatte. Zumindest erinnerte mich das Brennen daran, dass ich morgen unbedingt in die Apotheke musste!

In Gedanken rechnete ich nach. Das war der 5. Tag. Also war es rund 110 Stunden her, dass ich zum letzten Mal …

Nicht daran denken. Soweit war ich noch nicht. Selbst mit Pflaster nicht. Was sollte das erst werden, wenn ich auf diese chemische Gehhilfe auch noch verzichten würde? Egal, bei meiner letzten Entwöhnung hatte ich es ja auch geschafft. Ohne mir so viele Gedanken darüber zu machen. Was vielleicht auch der Grund dafür war, dass ich letztendlich doch wieder angefangen hatte …

Okay, auch diesen Gedanken schob ich vorläufig wohl besser beiseite. Auf den Grund gehen musste ich dem gescheiterten Ausbruch aus der Suchtschleife dennoch irgendwann. Denn, auch wenn ich meinem im Moment durch rabiaten Genussentzug und analogkäseartig aufbereitetes Nikotin gestresstem Hirn diese Analyse nicht abverlangen mochte, musste ich irgendwann wissen, warum ich wieder angefangen hatte. Spätestens dann, wenn die Entscheidung anstand, ob ich … oder ob ich nicht!

Hui, ich fühlte bereits, wie er sich regte. Aber sollte er doch! Heute war mir das egal. Genervt von den Schüben meines Verlangens hatte ich am Nachmittag im Internet nachlesen wollen, wie lange ich diese biochemisch-psychologische Folter voraussichtlich würde aushalten müssen, wann endlich das verdammte Verlangen nach einem Glimmstängel nachließ.

Ich hatte es irgendwie schon erwartet, da kamen echt viele Treffer! Zum Teil hatte ich jedoch den Eindruck, dass medizinisch psychologisch geschulte Nichtraucher für uns Raucher geschrieben hatten, um uns zu sagen, wie wir uns zu fühlen hätten. Bei anderen Beiträgen erkannte ich hinter clever und einfühlsam zugleich geschriebenen Texten, die vor Mitgefühl nur so tropften, den knallharten Kommerz.

Antworten schien es zunächst genügend zu geben. Auch Ratgeber, mehr als Sand am Meer. Darunter erfolgversprechende, sogar mit zugehörigen, gut organisierten und obendrein von den Kassen geförderten Seminaren. Geschrieben von einem ehemaligen Raucher – dieser scheint sehr interessant zu sein! – aber auch von Psychiatern und anderen gut oder weniger gut geschulten Fachleuten, von Enthusiasten und Eiferern, Missionaren … Geschäftsleuten … man weiß gar nicht, wo man anfangen soll, zu lesen. Und neben diesen gefühlten Millionen von Ratgebern hatte die, wenn's ums Geld ging, immer hilfsbereite Pharmaindustrie, die politisch manifestierte Kriminalisierung der Raucher als Grundlage für ein Riesengeschäft entdeckt und versorgte den Markt für willige Anwärter der Nichtraucherpartei mit Sprays, Kaugummis, Pflastern und … und … und. Ein Riesengeschäft, bei dem es um Milliardengewinne ging! Nicht ohne Grund poppten in der letzten Zeit auf meinem Computer immer wieder Pharma-Werbefenster in den unterschiedlichsten Beiträgen auf, wo sie eigentlich nichts zu suchen hatten … hiermit daher nochmals viele Grüße an den Datenschutz.

Nun, ich war weder Psychiater, noch hatte ich je an der Pharmaindustrie auch nur eine Aktie. Ich war ein Raucher, der aufhören wollte. Ohne die schon erwähnten Seminare, die mir sowohl vom Gedanken als auch von der Erfolgsrate her zwar ganz gut gefielen, jedoch einen mir nicht ganz so sympathischen, kopfwaschenden Faktor enthielten. Den mochte ich nicht. Da lockte auch die Erfolgs- und Geld-Zurück-Garantie nicht.

Nebenbei wollte ich natürlich auch kein alternatives Laster wie die Kaugummi- oder Bonbonsucht entwickeln. Oder gar die Fresssucht. Ich wollte mich mit der Sache auseinandersetzen, bewusst entscheiden und vor allem die Option entwickeln, mich ohne Angstattacken jederzeit vis-à-vis gegenüberstehend mit einem Raucher unterhalten zu können und dabei nicht durch eventuell in meine Richtung ziehende Qualmwolken wieder danach zu lechzen, in alte Gewohnheiten zurück zu verfallen.

Unerfreulich war, dass ich den Ablauf meiner letzten Rauchentwöhnung vergessen hatte. Ich hatte keinen Zeitplan. Das Schlimmste war, dass sich auch andere, erfolgreich dem Rauch entwöhnte Freunde, ebenso wenig wie ich daran erinnerten, wie das chronologisch bei ihnen abgelaufen war, welche Gefühle sie ergriffen hatten, was sie gequält hatte, und vor allem, wann die

Tortur aufgehört hatte. Abgesehen natürlich von der immer wieder auftauchenden Etappenangabe, dass nach spätestens zehn Wochen die Gier weitestgehend besiegt sein sollte.

Ich werde mich daran erinnern. Mithilfe dieser Notizen. Ansonsten … ja, die Sonne ist gerade untergegangen, ich habe wieder einen suchtgepeinigten Tag überstanden, ohne aufzugeben, und, ja genau, ich fühle, dass mich die mit der Schreiberei an diesen Notizen über die Quälerei verbundene Auseinandersetzung mit dem Thema irgendwie zum Durchhalten inspiriert. Ebenso die gewonnenen Erkenntnisse. Warum, weiß ich noch nicht, denn irgendwie scheinen meine Synapsen im Moment mit anderen Prozessen überlastet zu sein. Fahren wohl ein Update im Hintergrund und ich als armer User sitze da und muss warten, bis die volle Rechenkapazität meiner grauen Zellen wieder mir zur Verfügung steht. Woher kenne ich das bloß?

Egal! Klar war nur, dass ich noch dahinter kommen würde, dass die Aschenbecher bis dahin alle da stehen bleiben sollten, wo sie stehen – sauber allerdings, denn sonst stinken sie erbärmlich! – und dass ich mein Feuerzeug in der Tasche behalten wollte. Und noch etwas war gewiss – morgen würde ich in die Apotheke fahren und der Pharmaindustrie ein paar meiner Euros spendieren. Immerhin, die Armen mussten ja schließlich auch irgendwie überleben …


### 6. Tag / mit Nikotinpflaster

Status: Konzentrationsschwäche, Kopfschmerzen, starkes Brennen des Pflasters.


Montag, der Start in eine neue Woche und gleichzeitig der 6. Tag. Irgendwie fühlte ich mich heute gleich am Morgen seltsam. Beim Aufstehen schon. Nicht nur das Pflaster brannte irgendwie intensiver, ich fühlte da auch noch etwas,

was ich als Konzentrationsschwäche bezeichnen würde. Etwas, was ich nun gar nicht gebrauchen konnte. Kopfschmerzen hatte ich glücklicherweise nicht, jedoch irgendwie das Gefühl, als würde jemand Watte zwischen meine Synapsen stopfen, die sich umgehend in fiesen Nebel verwandelt, der wiederum meinen Gedanken einen zähen Irrgartenlauf aufzwingt.

Verdammt, genau das war es doch, was dieser verfluchte Pharmakram verhindern sollte!

Okay, ja, das, und etwas mehr. Immerhin bemerkte ich inzwischen auch schon gute Veränderungen. Zum Beispiel dieses leise Geräusch, dieses leichte Pfeifen beim Ausatmen, wenn ich nach dem Zubettgehen noch für eine Weile auf dem Rücken lag, verschwand langsam. Auch wenn ich immer versucht hatte, es zu ignorieren, hat es mich doch beunruhigt. Nicht dass ich gleich in Panik ausgebrochen wäre, aber so ein bohrendes Gefühl im Hinterkopf, welches eindringlich an den Sektor für Vernunft anzudocken versuchte und dort Einhalt vor der Weiterführung der schleichenden Lungenzerstörung fordern wollte war schon entstanden. Natürlich war der Vernunftsektor meines Hirns viel zu gut abgeschottet gewesen, sodass das arme, kleine, bohrende Gefühl sich ständig beschämt und unverrichteter Dinge wieder hatte davonschleichen müssen …

Nun kam, nach nicht mal einer Woche, schon ein erstes Dankeschön der Lunge. Denn so konnte ich das ja gewissermaßen werten. Konnte ich … andererseits hatte ich dieses leichte Pfeifen bisher ganz gut in den Griff bekommen, wenn ich mich auf die Seite gedreht hatte. Dann war es verstummt und ich hatte schlafen können. Dafür war mein Kopf tagsüber klar. Ich konnte arbeiten, schreiben, denken …

Oder … könnte es vielleicht sein, dass ich das bisher nie so genau beobachtet hatte, wie jetzt?

Könnte schon sein, überlegte ich. Denn, wenn ich ehrlich zu mir selbst war, dann musste ich freilich zugeben, dass ich durchaus auch in meiner

Raucherzeit manchmal Kopfschmerzen, zuweilen auch die watteweiche, Synapsen vernebelnde Vorform davon hatte. Nicht oft, zuweilen eben. Und ein oder zwei Kopfschmerztabletten später war alles vergessen gewesen und ich war wieder klar im Kopf …

Konnte es sein, dass ich die Wattesache irgendwie aufbauschte? Dass ich überbewertete, was höchstwahrscheinlich auch im „rauchenden Aggregatzustand" gekommen wäre. Zu wenig Schlaf konnte genauso eine Ursache sein wie zu viel Stress. Oder was auch immer. Wenn ich diese Sache jetzt überschätze, dann spielte ich meinem fiesen Alter Ego, welches ich da spöttisch kichernd in den Nebeln verborgen sitzen und sich die Hände reiben sah, in die Karten.

Inzwischen war ich angekommen und beschloss, auf den Parkplatz der Firma einbiegend, die klärende Wirkung von Kopfschmerztabletten zu testen …

Im Nachhinein, schreibend auf der Terrasse sitzend, musste ich lächeln. Denn natürlich taten die Kopfschmerztabletten ihren Dienst. So wie der Himmel nach einem klärenden Gewitter wieder hell und klar erstrahlte, pusteten zwei kleine, zu Pillen gepresste Pharmaerzeugnisse die Watte beiseite. Und plötzlich hatte ich sogar eine Idee … eine, die ich mir nicht einmal notieren brauchte, denn sie brannte sich sofort ein und wartete bis zum Feierabend still und brav darauf, dass ich sie zu Papier, respektive im Dokument auf dem Laptop verewigen konnte! Sie überdauerte sogar den kleinen Umweg über die Apotheke, in der ich eine Packung frischer Nikotinersatz-Pflaster erwarb. Die freundliche Nachfrage der Apothekerin, ob ich wüsste, wie sie anzuwenden wären, quittierte ich mit einem ebenso freundlichen Lächeln und der spöttischen Frage: „Auspacken, zusammenrollen, anzünden?"

Die Frau war taff drauf und erwiderte schmunzelnd und augenzwinkernd zugleich: „Ja, genau so – ich sehe, sie wissen Bescheid!"

Aber zurück zu meiner Idee. Hintergrund der Inspiration war, dass ich, auch *nachdem* die Watte weg und die Nebel gelichtet waren, noch immer mein fieses

Alter Ego dasitzen sah und ihn spöttisch kichern hörte. Und das, so verrückt es klingt, fast bildlich. Beinahe real. Schockiert hatte ich ihn betrachtet. Das war also der Fiesling, der mir in den letzten Tagen immer wieder und bei jeder sich bietenden Gelegenheit vorzuschwärmen versucht hatte, dass es doch jetzt echt angenehm wäre, eine Zigarette zu rauchen. Mir dabei, gleich wie in einem vor Sentimentalität schon Schmalz tropfenden Urlaubsbilder-Dia-Vortrag stimmungsvoll rauchgeschwängerte Stillleben vorgaukelte, die er zuvor aus meinen eigenen, schon verschollen geglaubten Gedächtnisregionen geklaut hatte. Eine Zigarette nur, die tut doch nichts. Da vorn aus dem Laden, wo du sie noch bis vor wenigen Tagen des Öfteren gekauft hast. Oder da, von der Tankstelle. Merkt doch auch keiner. Du könntest doch auch nur so zu tun, als ob du aufhörst …

Wie ein kleiner Widerspruchsgeist betörte mich dieses gespenstisch aussehende Männchen, dessen Gesicht zunehmend bedenklich vertraute Konturen anzunehmen begann. Plötzlich schwenkte, einer am Galgen hängenden Kamera gleich, die Perspektive aus dem Porträt heraus auf die Totale. Es sah beinahe aus wie in einem Film, in dem, in einer mehr oder weniger lustigen Szene, sich ein Teufelchen und ein Engelchen, jeweils rechts und links auf der Schulter eines mit sich ringenden Menschen sitzend, über das Pro und Contra einer folgenschweren Gewissensfrage stritten.

Allerdings hatte ich das Engelchen nie ein Wort sagen hören! Etwa deshalb, weil ich dessen Part übernehmen sollte?

Die beiden erinnerten mich plötzlich an die Romanfiguren meiner „Luzifer von Beelzebub" Trilogie. Speziell an den kleinen Teufel Luzifer selbst, an seine gespaltene Seele, sein geteiltes Ego …

Sofort veränderten sich Gestalt und Miene des Männchens in meiner visuell geprägten Vorstellung und nahmen eindeutig teuflische Züge an. Hörner wuchsen ihm, das Kinn zog sich lang und spitz nach unten, die Lippen wurden pergamentartig dünn und die Haut nikotingelb. Wow, sah das grässlich aus! Zumal die Grimasse letztlich irgendwie noch immer den

Eindruck erweckte, als sähe ich in einem Spiegel mein zum Nikotinteufel karikiertes Porträt …

Stopp! Wie war das? Nikotinteufel?

Ich fand den Namen sofort genial! Genau das war der Name, den ich meinem Alter Ego für die Zeit des nikotinfreien Probeabos verpassen würde – der Nikotinteufel! Trompete, Fanfare, Applaus … und ein Eintrag für das Logbuch! Heute, am 6. Tag fand ich einen Widerpart, den ich visualisieren konnte.

Ich hatte endlich jemanden, dem ich mein „Nein" in die vor Hinterlist und Tücke hässlich verzerrte Visage schreien konnte – selbst wenn das letztlich auch wieder nur in meiner Fantasie geschah. Dennoch wirkte das mit dem „Nein" jetzt schon ganz anders. Schließlich sagte ich nicht zu mir selbst nein, sondern zu einem fiesen, nikotingeilen Ego in mir! Zu einem Teufel, dessen Name regelrecht auf der Zunge lag. Nur kleiner musste ich ihn noch machen, ihn verniedlichen, mich über ihn stellen. Denn auch wenn er gerade jetzt in den letzten Tagen echt kein kleines Teufelchen, sondern ein ausgewachsener Nikotinteufel war, schwächte ihn das in seiner Position mir gegenüber!

Damit war das Nikotinteufelchen geboren. Ich stellte es mir nach und nach immer bildhafter vor. Tief durchatmend sah ich dem letzten Abendrot am westlichen Horizont nach. Das war ein guter Tag. Neben der kreativen Konzentration auf die gedankliche Entwicklung meines Nikotinteufelchens hatte ich fast keine Zeit gefunden, ans Rauchen zu denken – und hatte dem Teufelchen damit im Gegenzug auch keine Chance gegeben, irgendwelche Sentimental-Karten aus dem Ärmel zu ziehen. Ich war mir jedoch sich, dass er sich am nächsten Morgen wieder melden würde … denn leider gab es nicht an jedem Tag die Chance, solch hilfreiche Figuren aus den fantastischen Tiefen der Gedankenwelt zu zaubern, und Tagesroutine barg leider sehr viel Freifläche für Attacken des Nikotinteufelchens!

## 7. Tag / mit *frischem* Nikotinpflaster

<u>Status:</u> Wiedererwachte Neugier. Fühle mich fitter als gestern.

Mein erster Gedanke heute früh galt meinem nach Zigarettenrauch müffelnden Widerpart. Enttäuscht stellte ich fest, dass der kleine Mistkerl noch zu schlafen schien. Ich sah ihn jedenfalls nicht. Das lag sicherlich daran, dass ich mich selbst um diese frühe Zeit nur deshalb schon so munter fühlte, weil ich vor Neugier platzte und schon gespannt war auf die zu erwartenden, heftigen „Waffengänge" mit meiner neuen „Spielfigur". Einerseits jedenfalls. Andererseits schlief meine Fantasie noch tief und fest und mit ihr sicherlich auch – klar, es war nicht wirklich real – das kleine, rauchende Teufelchen.

Mit Bedauern klopfte ich das noch warme Kissen auf und verschwand dann im Bad. Dort wartete heute immerhin die zweite Neuheit auf mich – ein taufrisches Nikotinpflaster.

Sitzt da eigentlich den ganzen Tag jemand am Band in der Produktion des Pharmariesen, raucht und pustet den Rauch dann auf die Pflaster, die dann ihrerseits in einer geheimnisvoll-komplizierten Synthese das Nikotin aus dem Rauch in sich aufnehmen und …

Gespannt packte ich das erste Pflaster der frischen Packung aus und roch daran. Nach Veilchen duftete es nicht gerade. Eigentlich roch es eher genauso, wie die überlagerten Teile, die ich während der letzten 6 Tage benutzt hatte …

Ich grinste mich im Spiegel an, während ich mir das Pflaster auf den Rücken klebte, wiederholte in Gedanken die Anzahl der bereits verwendeten Pflaster und begann unweigerlich zu rechnen. Das 7. Pflaster. Heute war also mit anderen Worten mein 7. Tag. Und wenn der vorüber sein würde, hatte ich bereits 10 % meines Probeabos hinter mir … und nur noch 63 Tage vor mir …

Ich brühte mir einen Kaffee in den Thermobehälter, schnappte mir Pausenbrot, Apfel und Tasche und startete in den Tag. Unterwegs fühlte ich, wie es auf meinem Rücken, just an der Stelle, wo das neue Pflaster klebte, leicht zu brennen begann. Ach nee, schau an!

Nachdem ich ein paarmal hin und her gerutscht war auf dem Sitz und endlich eine Haltung gefunden hatte, in der ich meine Schulter etwas gegen die Rückenlehne hin entlasten konnte, analysierte ich unweigerlich meinen restlichen Status. Und, klar, wer meldete sich just in diesem Moment. Mein frisch gebackener, gehörnter Nikotinclown. Im Liegestuhl lümmelnd grinste er selbstgefällig, schüttelte den Kopf und meinte: „Tja, diese Qual müsstest du dir ja nicht antun. Aber mach, wenn du unbedingt willst – irgendwann kommst du schon zu mir zurück!" Dann zog er an seiner dauerbrennenden Zigarette und grinste schweigend.

Ich beachtete ihn nicht. Vorerst war das besser. Um diese Zeit war ich ungefähr so wortgewandt wie ein Jüngling, der das erste Mal wirr stammelnd vor seiner großen Liebe steht. Die Auswahl niveauvoller Antworten lag also auf einem unterirdisch schlechten Level – ein Grund mehr, diese Notizen abends erst niederzuschreiben.

Allerdings … staunend schnitt ich eine entsprechende Grimasse und war froh, dass ich durch den Wald und nicht durch eine Stadt fuhr, wo die Leute mich im Auto beobachten konnten, fiel mir jetzt erst auf, dass die latente Kopfschmerzwatte des Vortages verschwunden zu sein schien. Ich fühlte mich regelrecht klar im Kopf. Fit, doch über eine Antwort an mein Teufelchen nachzudenken …

Das ließ ich zwar dann vorerst doch noch, schlussfolgerte jedoch, dass möglich war, dass frische Nikotinpflaster besser wirken könnten. Soviel besser, dass ich im Moment nicht einmal das Verlangen spürte, ein Tabakröllchen in die Hand zu nehmen …

Da auf der Straße gerade nicht viel los war, Haas und Fuchs hatten sich sicherlich schon Stunden zuvor einen guten Morgen gewünscht, wagte ich noch einen Blick auf mein Nikotinteufelchen. Der Bursche saß noch immer in seinem Liegestuhl, grinste doof und qualmte vor sich hin. Irgendwie war es schrecklich anzusehen. Wohl vor allem deshalb, weil in seinen Gesichtszügen trotz Karikatur und Hörner noch sehr viel Jens übriggeblieben war. Doch nicht nur der Anblick allein war es, denn ich roch beinahe die Rauchschwaden in meinem Fantasiebild.

Natürlich bemerkte mein Nikotinteufelchen, dass ich ihn beobachtete. „Na …", fragte er hämisch, „… doch noch Appetit bekommen?"

Ich schüttelte den Kopf und erwiderte: „Und wenn ich ihn bekommen hätte, wäre er mir spätestens bei deinem Anblick wieder vergangen!"

Nun, zugegeben, das war nicht gerade die Krönung einer verbalen Parade. Das konnte ich besser. Mein kleines Teufelchen hielt es nicht einmal für nötig, mir zu antworten. Trotzdem, mit den neuen Pflastern und demzufolge intaktem Nikotinspiegel schien ich im Moment am längeren Hebel zu sitzen. Vielleicht antwortete er auch deshalb nicht.

Oder … er wartete auf eine bessere Chance. Nun, das würde ich sehen. Ich freute mich jedenfalls immer mehr auf den Spaß, dem kleinen Fiesling eine Abfuhr nach der Anderen zu erteilen. Und Gelegenheiten dazu würde er mir bieten – da war ich mir sicher!


### 8. Tag / mit *frischem* Nikotinpflaster

<u>Status:</u> Lustlos, wachsender „Jieper" und zunehmend sentimentale Erinnerungen an das Gute beim Rauchen.

So hatte ich mir den Start in die 2. Probeabo-Woche nicht vorgestellt. Irgendwie scheint es derzeit in und damit mit mir wie auf einer Achterbahn zuzugehen. Gestern noch euphorisch emporgetragen, wohl bedingt durch die neuen Nikotinpflaster, fehlte mir heute plötzlich jegliche Lust, das Projekt überhaupt weiterzuführen. Zur Hölle mit diesem blöden Abo! So eine Scheißidee aber auch! Gleich nachdem ich fertig für den Start in den Tag war und zur Garage gegangen war, rettete allein der Umstand meine Pläne, dass ich keine Zigarette bei mir hatte. War ich zu tief entnikotiniert? Saß mir mein Teufelchen im Nacken und ich hatte nicht bemerkt, was er so trieb?

Aber okay, der Reihe nach. Heute, am Morgen des 8. Tages, schienen der Reiz des Neuen und die Neugierde der ersten Woche nun endgültig verflogen zu sein. Die Spannung, wie mein Körper, wie ich auf diese krasse Änderung reagiert, hatte nachgelassen. Ich lebte noch und abgesehen davon, dass meine Hände, meine Klamotten und mein Drei-Tage-Bart nicht mehr nach kaltem Rauch stanken, hatte sich nicht so viel geändert, dass es nennenswert oder gar aufregend wäre.

War es etwa das?

Ja, das war es wohl. Wenn ich mich nicht allzu sehr täuschte, begann jetzt die Langzeitgewöhnungsphase. Und die war erfahrungsgemäß nicht nur extrem lang, sondern auch extrem langweilig. Die Aufmerksamkeit ließ nach, ich beobachte nicht mehr jede Kleinigkeit und alte Gewohnheiten konnten sich vordrängen. Heute Morgen tröstete mich nicht einmal der Gedanke, dass ich das nur befristet tun musste …

Wenn ich es recht bedachte, begann damit eine überaus gefährliche Zeit, an die sich mein fieses Nikotinteufelchen angepasst hatte. Mit einer geänderten Strategie. Gestern hatte er geschwiegen und auch heute sagte er nicht viel. Anstatt auf kleine, schnelle Erfolge auszugehen, ließ er mich sogar am Supermarkt mit dem Zigarettenautomaten vorbeifahren, ohne sich zu melden.

Ich wollte es erst nicht glauben, guckte demonstrativ in die Seitenstraße hinein und dort direkt auf das Logo des Supermarktes, stachelte ihn gewissermaßen noch an. Aber nein, da kam nichts. Er hatte wohl gemerkt, dass mir dieses kleine, wenn auch wenig überzeugte, sondern eher trotzige „Nein" zu leicht über die Lippen kam. Nicht einmal meinen Jieper, der mich seit dem Aufstehen permanent hintergründig quälte, nutzte er als Schwäche aus.

Irgendetwas führte dieser Mistkerl im Schilde! Ich fühlte es. Es war noch lange nicht ausgestanden. Trotzdem ich dem Mistkerl diesen niedlich klingenden Namen gegeben hatte, blieb er, was er war – ein Teufel.

Und der verlegte sich seit heute wohl zunehmend auf eine langwierige, psychologische Kriegsführung und trumpfte mit immer angenehmeren Erinnerungen an die alten Zeiten auf. Unbemerkt fast und immer dann, wenn ich meinen Gedanken freien Auslauf ließ, schummelt er mir angenehme Bilder aus der rauchigen Ära ins Hirn. Und da es mein Teufel war, traf er auch genau den Nerv, den er treffen wollte. Hatte er das vielleicht schon während des Schlafs getan? Mir irgendwelche Träume eingeimpft, die mich wuschig gemacht hatten? Das hatte er bestimmt! Woher sollte sonst so urplötzlich die Frage in mir herkommen, ob es wirklich noch dasselbe war, nachts stundenlang am Lagerfeuer zu sitzen, gelassen in die Glut zu schauen und ein gut gekühltes Bierchen zu trinken, wenn ich dabei nicht die eine oder andere Zigarette rauchen konnte?

Eine unbefriedigende Unsicherheit entstand. Ich wusste nicht so recht, was ich dazu sagen sollte. Die Situation, die mir das Teufelchen vorgaukelt, lag im Irgendwann vor mir, war spekulativ. Konnte ich dazu jetzt schon „Nein" sagen? Oder besser „Ja", es ist noch dasselbe?

Seufzend hörte ich mich schon im nächsten Moment fragen, warum ich eigentlich nicht nur zuweilen mal eine Zigarette rauchen konnte? So alle paar Wochen einmal, zu besonderen Gelegenheiten. Am Lagerfeuer. Beim Grillen. So unkompliziert, wie ich zum Beispiel freitags, sozusagen als Wochenabschluss, gern einmal einen guten, irischen Whisky genieße. Mir tut es nicht weh, wenn ich ihn vergesse, ihn weglasse. Mit nur einer Zigarette ist das anders, ich weiß das aus eigener Erfahrung: Doch genau das würde bei mir leider nicht klappen, weil einmal angefangen, wirkt die dann wie ein verfluchter Magnet und zieht die nächste aus der Schachtel.

Und siehe da, natürlich bot mir das Teufelchen sofort bereitwillig eine die Schuld abwälzende Erklärung an. Er meinte: „Daran, dass es mit dem Whisky klappt, mit der Zigarette jedoch nicht, bist nicht du schuld, sondern die böse Tabakindustrie! Aber da gibt's doch Alternativen! Lass' uns drüber reden, wir finden da eine maßgeschneiderte Lösung. Versprochen!"

Das war gut! Irgendwie hörte sich mein Teufelchen an, wie ein verkaufsgeiler Versicherungsvertreter. Die Schuld auf andere schieben, ist für das Ego immer einfach! „Und …", frage ich daher gelangweilt tuend, „… *warum* sind die von der Tabakindustrie schuld?"

„Ist doch klar, weil die bösen Buben den Tabak mit suchtverstärkenden Substanzen versetzen. Du kannst gar nicht anders, als zur nächsten Zigarette greifen. Und sieh' mal, es gibt da doch auch noch den reinen Tabak. Da ist das Zeug nicht drin. Oder die e-Zigaretten. Damit könnte es gelingen, dass du zuweilen, so wie du deinen guten, irischen Whisky trinkst, auch eine gute Zigarette rauchen kannst …"

Ich wusste natürlich, worauf er anspielte, knurrte jedoch: „Vergiss es! Auf den Kram gehe ich nicht ein!"

Während er schwieg – immerhin hatte er erreicht, was er wollte! – dachte ich kurz über denn neuen Aspekt nach. Natürlich hatte ich davon gehört, dass die Tabakindustrie mit irgendwelchen Mittelchen tricksen würde, um den Konsum an Zigaretten und Tabakwaren nicht nur aufrechtzuerhalten, sondern auch noch zu steigern. Wie gesagt, gehört habe ich davon, gelesen hier und da. Und natürlich stellt sich mir da nebenbei auch die Frage, ob das vielleicht die gleichen Chemiker waren, die erst den Tabak in den Zigaretten manipulieren, und dann, sozusagen im nächsten Arbeitsgang, im nächsten Arbeitsverhältnis, die Entwöhnungsmittel für die Pharmaindustrie kreieren? Aber wie gesagt, nebenbei – vorerst wichtig ist, dass ich mich nicht von all diesen Fragen verwirren und von den Angeboten des Nikotinteufelchens verleiten ließe. Die Gewöhnungsphase war schließlich dazu da, neue Gewohnheiten ohne die Sucht zu bilden, und nicht dafür, neue Wege zu finden, und Ausreden dafür, wieder in sie hineinzugleiten!

### 9. Tag / mit *frischem* Nikotinpflaster

<u>Status:</u> Heute ging es nicht super, aber besser. Ich hatte keine nennenswerten Suchtattacken.

Der 9. Tag verstrich nahezu gleichförmig. Vom Auf und Ab der gestrigen Achterbahn war heute auch kaum zu spüren. Gewöhnungsphase eben. Mein Körper scheint sich sowohl an die Dosis als auch an die noch immer leicht brennende und rote Flecken auf dem Rücken hinterlassende Darreichungsform des Nikotins zu anzupassen. Wobei sowohl das Brennen als auch die Flecken schon zuweilen eine leichte Unruhe in mir aufkommen lassen. War es überhaupt gut, dieses chemisch synthetisierte Zeug auf die Haut zu kleben? Das musste doch furchtbar ungesund sein …

War es. Sicherlich. Ich fragte mich nur, ob die Gefährlichkeit der Pflaster von der gesundheitsschädigenden Wirkung her überhaupt auf einen vergleichbaren Rang mit der gehoben werden konnte, was Nikotin, Kohlenmonoxid, Teer, Stickoxide, Blau- und Essigsäure sowie Benzol und der sonstige, chemische Kram aus dem Rauch einer Zigarette in meiner Lunge anrichteten …

Klar hatte ich darüber auch früher schon nachgedacht. Falsch, ich hatte nicht darüber nachgedacht, sondern zuweilen daran gedacht, es dann jedoch schnellstmöglich wieder verdrängt. Ich wollte es nicht wahrhaben. Ignorierte es. Vor allem die Schlussfolgerungen der Überlegungen. Und selbst jetzt, mitten – beziehungsweise noch relativ am Anfang des Probeabos stehend, sind mir diese Überlegungen noch mehr als unangenehm. Und das alles nur deshalb, weil es eine lieb gewonnen Gewohnheit ist, die es gilt, abzuschaffen. Eine Gewohnheit, die mir, ich fühle es zunehmend, körperlich gar nicht guttat.

Vorhin während der Heimfahrt und auch jetzt mit einem kühlen, alkoholfreien Bier im Garten sitzend ging mir eine Frage nicht aus dem Kopf, deren Beantwortung sich als existenziell für den Erfolg des Unternehmens herausstellen könnte. Das Problem, welches zu dieser Frage führte, resultierte aus der Gefahr des Rauchens, zielte jedoch mehr auf die Gewohnheit ab, und war folgendes: Ich gewöhne mir „etwas" ab, um es dann nicht mehr zu tun. Wäre es nicht besser, diese Gewohnheit, die ich loswerden wollte, durch eine andere Gewohnheit zu ersetzen? Sollte ich nicht gewissermaßen die Abschaffung der schlechten durch die Annahme einer guten Angewohnheit kompensieren?

Den Abend und das kühle Bier genießend dachte ich ruhig und vor allem rauchfrei darüber nach. Nichts drängte mich. Und wenn ich heute nicht zu einem Ergebnis kam, dann vielleicht morgen. Eine Erkenntnis hatte ich bereits gewonnen – diese allerdings schon vor langer Zeit – Ruhe und nachdenken war nicht gleichzusetzen mit gelangweiltem Nichtstun. Heute Abend ergänzte ich sie mit dem Zusatz, dass ich auch sehr gut *ohne Zigarette* in Ruhe nachdenken konnte!


## 10. Tag / mit *frischem* Nikotinpflaster

Status: Heute ging noch besser als gestern. Hatte kaum Suchtattacken und fühle körperliche Verbesserungen.

Guten Morgen Sonnenschein! Der heutige Morgen begann echt easy. Ich hatte gut geschlafen, war super aus den Federn gekommen, hatte nicht lange darüber nachdenken müssen, wohin ich das olle Stinkepflaster pappen sollte, der Kaffee schmeckte hervorragend, der gekühlte Orangensaft zuvor war lecker, im Garten zwitscherten die Vögel …

Wenn ich's recht bedachte, hätte ich die Reihe der guten Gefühle an diesem Morgen durchaus fortsetzen und sie sogar nahtlos über den Tag bis hin zur Heimfahrt fortführen können. Doch was war so besonders an diesem Tag? Etwa, dass es der 10. Tag war und dass ich damit bereits den zweistelligen Bereich der nikotinabstinent bewältigte Tage erreicht hatte?

Vielleicht weil Freitag war? Das Wochenende bevorstand? Ich hatte keine Ahnung, machte mir jedoch auch keine Gedanken darüber und fand es einfach so super angenehm. Wenn die Qualen der letzten neun Tage wirklich alles waren, was mir bei diesem 70-tägigen Abenteuer meine geliebte Komfortzone zerbeulen würde, dann … ja dann, echt, dann verstand ich nicht, warum die verschwommenen Erinnerungen an meine letzte Entwöhnung so viele negative, dunkle Schatten aufwiesen!

Vorhin jedenfalls, kurz bevor ich daheim war, auf den letzten 500 Metern vom Wald bis zum ersten Haus des Dorfes, strömten so herrliche Wiesendüfte durch die offenen Fenster ins Auto hinein, dass es eine Wonne war, sie zu riechen. Das erste, frische Heu des Jahres lag zum Trocknen ausgebreitet. Unwillkürlich erinnerte ich mich an die Sommerferien bei Großvater im Garten, wenn die Bauern ringsum ihr Heu machten. Ich war mir sicher, dass ich diesen irre intensiven Duft schon seit ewigen Zeiten nicht mehr so wahrgenommen hatte, wie heute. Mein Geruchssinn kam wieder. Sicherlich würde er nie wieder so gut werden, wie er damals war, bevor ich die erste Zigarette rauchte. Trotzdem – oder gerade deswegen – fand ich es jedoch umso schöner, dass sich mir mit dem Abschied aus der Rauchabhängigkeit andere Welten des Genusses eröffneten, die schon seit Ewigkeiten vergessen waren.

## 11. Tag / mit *frischem* Nikotinpflaster

<u>Status:</u> Die Wohlfühlphase blieb. Hatte viel zu tun. Gewicht okay.

Der 11. Tag fiel auf einen Samstag. Mit anderen Worten, endlich war wieder Wochenende. Ich fragte mich gleich am Morgen, ob mich wieder dieselbe Überraschung wie eine Woche zuvor erwartete. Würde es wieder so schwierig sein, gegen die Sentimentalitäten der Wochenend-Freizeit anzustinken, die das um die Nikotinsättigung meiner Seele ach so besorgte Teufelchen aus den verstaubten Abgründen meines Hirns gefischt hatte?

Seltsamerweise nicht. Hoffentlich nur deshalb, weil heute alles etwas anders vor sich ging, denn für einen Samstag, für einen freien Tag, musste ich ziemlich zeitig aus dem Bett. Hierzu muss ich sagen, dass ich vom Biorhythmus her kein ausgesprochener Frühaufsteher bin, sondern eher am Abend länger arbeite … *oder auch nur wach bin*. Meine Kreativität erwacht eben später. Und wenn es nicht so albern wäre, würde ich jeden Tag eines von diesen T-Shirts mit der Aufschrift „Der frühe Vogel kann mich mal!" tragen.

Wie auch immer, ein arbeitsreicher Tag stand bevor. Das verkündete jedenfalls das Programm. Und das hatte sich jedes Mal bestätigt, wenn ein Verbandstreffen anstand. Früh um 8.00 Uhr starte ich, hole noch eine gute Bekannte ab, die, ebenfalls im Verband, den gleichen Weg hatte. Gefrühstückt hatte ich, frischer Kaffee stand griffbereit im Halter der Mittelarmatur. Ein unverzichtbares Hilfsmittel, um meine noch am Kopfkissen haftenden Lebensgeister zu wecken.

Ein Einwurf hier und Warnung zugleich – das Nikotinteufelchen ist doch ein Frühaufsteher. Es lag letztens wohl doch an mir, dass ich den Stinker nicht gesehen hatte. Und auch wenn ich früh aufstehwillige Menschen in ‚keinster' Weise diskriminieren wollte – diesen kleinen, hässlich gelben Frühaufsteher mochte ich nicht!

Aber gut, er hatte keine Chance. Ein Hochgefühl hatte ich bereits, denn die Waage, die ich aus den beim Aufhören bekannte Gründen genau im Auge behielt, attestierte mir heute Morgen ein halbes Kilo weniger als am Tag zuvor. Die Freude darüber sowie die Unterhaltung mit meiner Bekannten unterwegs ließen mich dann sogar den Kaffee vergessen. Es gab ja auch viel zu erzählen. Wir hatten uns lange nicht gesehen. Soviel, dass ich schließlich nicht nur den Kaffee vergaß, sondern auf den letzten Metern auch noch den Abzweig verpasse und an der Einmündung zum Schulungsort vorbeifahre.

Das Nikotinteufelchen kicherte. Es lachte mich aus. Ich hörte es. Aber es war so leise, dass ich das Lachen nur mit einem müden Schulterzucken quittieren konnte, denn mehr war es mir nicht Wert.

Das Programm hielt dann wirklich, was es versprochen hatte. Es war umfangreich und gleichzeitig super interessant. Ein Vortrag bei Kaffee und Gebäck im Garten, eine Besichtigung, ein Filmporträt, Lunch und Gespräche mit den anderen, ein kleiner Ausflug, ein Workshop und anschließend noch ein weiteres Filmporträt. Und zwischendurch immer wieder Fotos vom Treffen und Porträts. Abends, beim Dinner bin ich doch etwas geschafft, aber produktiv motiviert und finde es schade, dass ich abreisen muss. Das war ein echt guter Tag. Das Nikotinteufelchen hatte keine Chance, mich mit irgendwelchen Verlockungen zu umgarnen. Besser noch, ich hatte es sogar beinahe vergessen.


## 12. Tag / mit *frischem* Nikotinpflaster

Status: Wie gestern, unverändert gut.


Am Sonntag dann wieder volles Programm. Zwar nicht ganz so toll, wie am Vortag, jedoch letztendlich genauso produktiv. Viele Sachen mussten erledigt werden, anstehende Termine rückten näher. Und wieder gab es dabei soviel

Ablenkung, dass dieses mit Zigaretten gehörnte Biest in mir keine Möglichkeit hatte, mich zu becircen. Immerhin bekam ich, wenn auch nicht erst heute, eine zunehmend klarere Vorstellung davon, wie das kleine Biest aussehen könnte. Die nikotingelbe Hautfarbe, faltig und leicht ins Gräuliche gehend, war zuerst in meinen Vorstellungen aufgetaucht, die an Glimmstängel erinnernden Hörner indes waren neu. Die Augen fehlten mir noch. Ich war mir jedoch sicher, dass ich auch die noch sehen würde. Immerhin war das erst der 12. Tag, und dieses Tagebuch wollte ich über ganze zehn Wochen führen …

### 13. Tag / mit *frischem* Nikotinpflaster

Status: Stimmungsloch durch plötzliches, sentimental verursachtes und körperlich empfundenes Verlustempfinden!

Montag. Seltsamerweise erwischte mich das von der Tabakindustrie promotete Teufelchen heute am **13. Tag** gleich nach dem Aufstehen. Es erinnerte mich mit einem seltsamen Gefühl in der Brust daran, dass da etwas fehlte. Konnte sich dieser fiese Geselle etwa überall in mir einschleichen? Schon die Vorstellung, dass dieser übel riechende, kleine Stinker sich einem Fürsprecher gleich in meine Lunge eingeschlichen haben könnte, war widerlich. Klar fiel es mir nicht gerade leicht, zumal bis zu diesem Moment kein einziger Schluck Kaffee seine belebende Wirkung auf meine Hirntätigkeit ausgeübt hatte, „Nein!" zu sagen. Obendrein kannte ich dieses Gefühl in der Lunge noch zu gut. Es ergriff mich immer, wenn die Pausen zwischen der rauchhaltigen Nikotinzufuhr, sei es durch Flüge, Meetings oder was auch immer, zu lang wurden. Dieses Gefühl war es wohl letztlich, welches mich zum Sklaven der Sucht machte.

Schnell trank ich eine kleine Tasse Espresso, gebrüht in der höchsten „Dröhnungsstufe" unseres Kaffeevollautomaten. Das lange Malen, das leise Ächzen der Mechanik beim Aufbau des Brühdrucks und das leise Plätschern des schwarzen Goldes in die spielzeughaft anmutende Tasse verfolgte ich wie in Trance. So heiß er war und so schnell als möglich kippte ich den Muntermacher in mich hinein. Genuss war etwas anderes. Jetzt galt es, meine Lebens- und mit ihnen meine Widerstandsgeister zu wecken!

Es dauerte nicht lange. Ich fühlte es, sah förmlich, wie das Koffein einer plätschernden Springflut gleich zwischen meine Synapsen schoss und die Koppelstellen für positive Gedanken freispülte. Es war, als ob sich die Farbe des Lichts änderte, denn plötzlich motivierte mich dieser hinterhältige Angriff des kleinen, gelbgrauen Halunke mehr dazu „Nein" zu rufen, als dass er mich lockte, meinem Abonnement untreu zu werden. Was bildete sich dieser Stinker ein? Meine Brust, meine Lunge zu missbrauchen, um mich zu verleiten? Auf keinen Fall!

Mein Ziel ist und bleibt definiert und heißt: Freiheit!


**14. Tag / mit *frischem* Nikotinpflaster**

<u>Status:</u> Mir geht's wieder besser als gestern, sogar mit Tendenz zum Wohlbefinden.


Ob die nette Kassiererin, die schon genau gewusst hatte, welche Marke und Packungsgröße ich bevorzugte, schon eine Vermisstenmeldung aufgegeben hatte? Oder drohten die plötzlichen Überbestände an Zigaretten die Lagerkapazität des kleinen Supermarkts zu sprengen?

Wie auch immer … es war mir egal. Die Zigaretten kaufte ein anderer und das mit der Vermisstenmeldung … wenn ich's recht besah, waren das echt beschauliche Gedanken, die ich mir da machte. Die Hektik des Starts hatte sich wohl gelegt. Immer wieder bemerkte ich, dass ich mit zunehmender Entfernung zu den alten, gewohnten Wegen ruhiger wurde und damit begann, über Sachen zu philosophieren, die ich eigentlich schon geklärt zu haben glaubte. Gerade heute Morgen ging mir wieder einmal die Frage durch den Kopf, ob ich die Gewohnheit, *etwas zu tun'*, mit der Gewohnheit, *etwas nicht zu tun'* ersetzen konnte.

Natürlich hakte sich mein Nikotinteufelchen sofort und vor allem überaus „hilfsbereit" ein. „Das geht nicht! Es entsteht ein Loch im Universum. Das wird dich verschlingen! Denk noch mal drüber nach. Und bis du eine Lösung hast, empfehle ich …"

„… erst mal eine zu rauchen?", fragte ich ihn unterbrechend. „Ja, das könnte dir so passen! Für wie dumm hältst du mich eigentlich?"

Das Nikotinteufelchen verzog die Miene zu einer Grimasse, die wohl schlau wirken sollte, jedoch, zerknittert und gelb wie sie eh schon war, nicht nur noch hässlicher, sondern auch noch dümmlicher wirkte. Mir jedenfalls reichte der Anblick schon, da brauchte er nicht einmal mehr etwas zu sagen. „Pass' auf!", forderte ich ihn daher auf. „Lausche still meinen Gedanken und lerne. Vielleicht schaffst du's ja dann, irgendwann noch einmal mein Interesse zu wecken."

Er schwieg. Ob er daran glaubte, ob er hoffte, wusste ich nicht. Ich saß jedenfalls noch immer im Auto und war auf dem Weg in die Firma. Der Supermarkt, in dem ich auch heute keine Zigaretten gekauft hatte, lag bereits hinter mir und ich hatte noch immer gut mehr als eine halbe Stunde Zeit, mich wieder, ungestört von meinem Teufel, mit diesem Gedanken zu beschäftigen. Das versprach zwar um diese Uhrzeit bei mir nicht unbedingt ergiebig zu werden, aber der heilige Kaffee stand mir als unverzichtbares Hilfs- und Gedankendopingmittel bei. Wie immer griffbereit wusste ich ihn neben mir in der Mittelkonsole.

Sport. Das wäre eine gute neue Angewohnheit. Aber leider nicht immer und vor allem nicht an jedem Ort praktikabel. Oder? Klar konnte ich mal eben auf 10 – 15 Liegestütze vor die Tür gehen. In der Firma, während die Kollegen ihre

Zigarette rauchten. Sähe zwar komisch aus, aber was sollte es. Immerhin fiel es in die Kategorie ,*etwas tun*'. Anders sähe es schon aus, wenn ich beim Shooting mal eben die Kamera ausmachen und selbiges tun würde. Eine Zigarette wäre da zwar auch nicht die 1. Wahl – oder nicht mehr, die Zeiten sind lange vorbei – käme jedoch zumindest bei rauchenden Kunden immer noch besser an, als Liegestütze. Mit anderen Worten: Lieber Glimmzüge an der Fluppe als Klimmzüge an der Teppichstange. Aber alternativ geht ja auch eine Kaffeepause. Oder, wenn's ganz hart kommt, eben mit einer Teepause.

Anmerkung: Lustig fand ich, dass das Korrekturprogramm des hier verwendeten Schreibprogramms – den Hersteller möchte ich nicht nennen – zwar das Wort ,*Kaffeepause*' kennt und akzeptiert, das Wort ,*Teepause*' jedoch als Fehler anzeigt. Sehr interessant! Hieß das etwa, dass die Programmierer keine Teetrinker waren und dass ihnen dieses Wort nicht eingefallen war, oder dass sie es vielleicht sogar diskriminierten? Oder gab es das Wort im deutschsprachigen Raum nicht? Denn seltsamerweise war dem größten Nachschlagewerk für die Richtigkeit geschriebener Worte, dem Hort des deutschen Rechtschreib-Rechts, genau dieses Wort ebenfalls unbekannt. Die Internet-Suchmaschine schlug mir dafür russische und englische Übersetzungen vor … na ja, dort wird ja bekanntlich auch eher Tee als Kaffee getrunken.

## 15. Tag / mit *frischem* Nikotinpflaster

Status: Noch besser als gestern, beinahe mit Tendenz zu einer neuen Normalität.

Heute Morgen war ich tatsächlich so sehr mit anderen Gedanken beschäftigt, dass mein um diese Zeit höchstens mit fünf Prozent Kapazität arbeitendes und daher schon voll ausgelastetes Hirn nicht in der Lage war, mich an mein täglich Pharma-Hilfsmittel zu erinnern. Somit startete ich ohne Nikotinnachschub in den Tag. Ich saß längst im Auto und rollte über die frühsommerlich helle, mit goldenem Sonnenlicht geflutete Bundesstraße, als ich es bemerkte …

„Unerhört!", ging es mir im ersten Moment durch den Kopf. Als dieser erste Moment jedoch verstrichen war, momentbedingt also kurze Zeit später, dachte ich, nach einem Schluck Kaffee, dass das ‚eigentlich' gar nicht so schlecht war. Immerhin fühlte ich mich – heute startete ich in die 3. Woche und es war der 15. Tag – auch ohne dieses ‚Dingens' ganz wohl. War das ein erster Erfolg und Grüße aus der Zukunft, oder Zufall und damit nur unter gleichen Vorbedingungen mit 50 % Wahrscheinlichkeit wiederholbar?

Ich hörte mein Teufelchen kichern. Es war besser, noch nicht allzu leichtsinnig zu werden und auf das Pflaster zu verzichten. Immerhin waren diese ‚Dingens', diese überteuerten Pharma-Hilfsmittel, bezahlt und hatten bisher gute Dienste geleistet. Aber dass es auch mal ohne gegangen war – jetzt schon! – alle Achtung, das fand ich dann doch echt sensationell!

Nachdem ich das Pflaster dann appliziert hatte und der Wirkstoff fühlbar in meinen Kreislauf eingesickert war, boten sich meinem teuflischen Ego noch weniger Angriffspunkte. Und, tatsächlich, da ich mich bereits gut zwei Wochen daran gewöhnt hatte, nicht in regelmäßigen Zeitabständen ein Tabakstäbchen zu entzünden, fehlte mir auch nichts. Nicht einmal die Raucherpausen. Während die anderen sich unten auf der Rampe trafen, um zu rauchen, kam ich hinzu um nicht zu rauchen. Gesellschaftlich gesehen ist es wohl echt so, dass man als Nichtraucher weniger Kontakte hat …

Seltsam. Es scheint so zu sein, wie wenn man einmal mit einem Hund durch die Straßen oder am Strand entlang geht, und einmal ohne. Mit Hund kommt man leicht ins Gespräch. Selbstverständlich mit anderen Hundebesitzern. Meisten wenn sich die Hunde, ohne sich um irgendwelche scheinheiligen Konventionen zu kümmern, gegenseitig kennenlernen. Ohne Hund habe ich das bisher so gut wie nie erlebt, dass ich mit Fremden während eines Spaziergangs ins Gespräch kam. Ausnahmen bestätigen die Regel.

Vielleicht sollten die Nichtraucher auch so etwas wie einen regelmäßigen Treff vereinbaren? Kaffeeklatsch muss man es ja nicht nennen, da gäbe es modernere Varianten. Und wenn es in der deutschen Sprache nichts gibt, dann gibt es bestimmt einen weiteren englischsprachigen Begriff, den man dafür hoffähig machen könnte … oder wie wäre es mit der Teepause?

### 16. Tag / mit frischem Nikotinpflaster

<u>Status:</u> Mir geht's unverändert gut, die Tendenz zur neuen Normalität hält an.

Konnte man eigentlich cool sein, ohne eine Kippe im Mundwinkel durch die Gegend zu schaukeln? Diese „bedeutsame" Frage ging mir – natürlich erst nach dem gehirnaktivierenden Schluck Kaffee! – heute Morgen auf der Fahrt in die Firma urplötzlich durch den Kopf … und ohne mit dem Finger auf den üblen Verdächtigen zeigen zu wollen, wusste ich natürlich sofort, wer ich diese gedankliche Beschäftigung verdankte!

Ich bin, geboren Mitte der 60er Jahre, ein Kind der 80er. Zumindest was die Blütezeit betrifft. Und damit meine ich nicht nur die unvermeidlichen, das Gesicht verunstaltenden Accessoires eines Teenagers, sondern auch die meinungsprägenden Verhältnisse. Geraucht wurde immer und (fast) überall. Daheim, auf der Straße, in der Verwandtschaft genauso wie auf dem Schulhof in der Ecke hinter dem Mehlfässchenbaum (Weißdorn). Alain Delon als Gangster, unvorstellbar ohne Fluppe. Selbst Politiker wie Bundeskanzler Helmut Schmidt rauchten, wo es nur ging. Bis zuletzt sogar in den Talkshows. In Filmen über die damalige Zeit sieht man, wenn sie milieugetreu gedreht wurden, noch heute Zustände, die für derzeitige Maßstäbe unvorstellbar sind, bei denen man sich selbst als Raucher inzwischen unbehaglich fragt: Waren wir damals tatsächlich so?

Die Antwort ist: Ja, wir waren so. Wer etwas auf sich hielt, der rauchte auch. Nichtraucher waren doch nur zu schwach …

Dass es auch damals schon bekennende Nichtraucher gab, die cool waren, und dass es eben doch cool ist, selbst nicht zu rauchen, davon musste ich mich in einem langwierigen Prozess erst persönlich überzeugen. Ich jedenfalls kam heute Morgen, am Beginn meines 16. Tages zu dem Schluss, dass Freiheit cool ist. Für mich zumindest. Mein Nikotinteufelchen – nun doch noch der Zeigefinger! – dem dieser Schachzug mit der Coolness wohl als neuer Weg eingefallen war, mich ins Schwanken zu bringen, verzog sich schmollend in die hintersten Winkel meines Hirns. Nichts war mit „Läufer schlägt Bauer"! Wieder hatte er verloren, was ich natürlich echt cool fand!


## 17. Tag / mit *frischem* Nikotinpflaster

Status: Ein sentimentales Zwischentief verbunden mit dem spürbaren Risiko eines Rückfalls.


Heute Morgen bedeckten Wolken den Himmel. Gleichmäßig und lückenlos, alles war grau. Es regnete zwar nicht – leider nicht, so trocken wie alles war – aber von den Farben her wirkte die Welt im Gegensatz zum Vortag irgendwie sofort ein Stück depressiver. Ein Umstand, der nicht einmal gemildert wurde durch das üppige Grün an Bäumen und Büschen, welche trotz der Wasserknappheit noch immer recht im Saft standen.

Nur gut, dass jetzt nicht Spätherbst oder gar Winter war und die graue Tristesse obendrein begleitet wurde durch kahle Äste und Zweige, die geisterhaft und dunkel aus kaltem, nassem Nebel nach der Frohmut des Lebens griffen …

Mich störten diese Wolken eigentlich nicht besonders. Depressive Stimmungen hatte ich auch nie. Und trotzdem gab dieses Wetter meinem kleinen, graugelben Suchtteufel unerwartet Rückenhalt. Funktionierte meine Motivation etwa nur bei schönem Wetter? Seltsam, das müsste doch eigentlich genau umgekehrt sein. Sonnenschein und blauer Himmel lockten nach draußen – also dahin, wo es noch nicht verboten war, dem rauchenden Laster zu frönen. Graue Wolken, Regen, verbunden gar mit Sturm und Kälte, das waren doch eher die Lustkiller, wenn es darum ging, draußen in der „wilden Natur" zu rauchen. Pfui auch, ich musste nur an das Schmuddelwetter des letzten Winters denken. Gerade wenn es mir in den Kragen regnete oder der eisige Wind durch den Pullover pfiff, fühlte ich mich als Raucher wie ein räudiger Hund, der für die Verrichtung seiner Notdurft vor die Tür gejagt worden war. Welcher Anhänger des Tabakgenusses hat da nicht schon überlegt, sich vielleicht sogar geschworen, dieses entwürdigende Theater nicht mehr mitzumachen.

Auch ich gehörte dazu. Klappernd vor Kälte, die Zähne zusammenbeißend vor der Tür zu stehen, hatte ich es mir geschworen. Das war kein Spaß, echt nicht! Schrecklich, was ich als Raucher so alles auf mich genommen hatte …

Interessant und schockierend zugleich war es für mich allerdings, dass das heutige depressiv anmutende Wetter dem Nikotinteufelchen halfen, Stimmungen in mir zu erzeugen, welche selbst am 17. Tag und mit Pharma-Hilfsmittel noch einen starken Willen erfordern, ‚Nein' zu sagen. Warum?

Ich wusste es nicht. So ist das nun mal mit Gefühlen, man kann sie nicht immer erklären. Daher werde ich es wohl nie ergründen können. Vielleicht lag es ja auch gar nicht am Grau, sondern an etwas anderem, denn, nun ja, neue Gewohnheiten entwickeln sich nicht von allein. Und wenn dann obendrein auch noch ein Teufelchen dagegen spielt …

Fest steht jedenfalls, dass ich mich nie wieder wie ein Hund vor die Tür jagen lasse!


## 18. Tag / mit *frischem* Nikotinpflaster

<u>Status:</u> Erhebliche Besserung. Viel Arbeit und Ablenkung, jedoch auch sentimentale Erinnerungen. Insgesamt ein guter Tag.


Wochenende, endlich! Zum Start in den Tag gab es ein tolles Frühstück mit leckerem Rührei, warmen Brötchen, Schweinebraten-Aufschnitt, Erdbeerkonfitüre und viel Kaffee. Oh, natürlich, und Orangensaft, den hätte ich beinahe vergessen. Wohl weil ich den eh meistens erst hinterher trinke, das heißt draußen, bei der Arbeit auf dem Grundstück. Und heute liegt viel an. Für ein bevorstehendes Projekt benötige ich ausgefallene Bilderrahmen. Welche, die man so nicht gleich im nächsten Laden findet, die aber andererseits auch kontrastreich in der Serie „Aus dem Rahmen gefallene Fotos ..." wirken.

Direkt nach dem Frühstück ging's daher mit dem Fahrrad in den Wald. In Begleitung von Peaches. Es war noch nicht so warm, was gut für mich und vor allem für Peaches, unsere Knuddelbär-Maus-Bolonka-Zwetna-Hündin, war.

Ihr tat der Auslauf am Morgen gut und ich hatte schließlich, was ich brauchte: Trockene, knorrige Äste. Daheim angekommen ging es an die Verarbeitung. Schneiden, schleifen, bohren, leimen, verschrauben, noch einmal schleifen, und schließlich streichen. Und da das Ganze soviel Spaß machte, baute ich anschließend aus rohen Brettern noch einen zweiten Rahmen ...

Warum nun notiere ich das nun alles? Solch banale Sachen. An meinem 18. Tag?

Klar, über den Tag gesehen hatte ich einen Haufen Arbeit, die mir Freude bereitet und zugleich ablenkte. Vermeintlich eine Zeit, in der schöpferische Gedanken das Verlangen nach einer Zigarette überdecken. Ja schon … aber tatsächlich war es etwas anders. Denn bis dato bettete ich zwischen den Arbeitsgängen Raucherpausen ein. Sogenannte „kreative Pausen", die im Licht betrachtet zwar tatsächlich zuweilen eine Idee gebaren, meistens jedoch einfach nur der tumben Befriedigung der Sucht gedient hatte.

Rührend besorgt erinnerte mich mein Nikotinteufelchen schon Tage zuvor an die Entspannung, die mir diese mit Rauch aromatisierten Auszeiten brachten. Ich zerfloss beinahe in wehmütig anmutender Sentimentalität …

Genau deshalb! Wegen dieser Sentimentalität und den alten Gewohnheiten notierte ich diese Nebensächlichkeiten! Ich hatte heute diese Rauchpausen letztendlich einfach durchgemacht. So viele Pausen brauchte ich nicht wirklich. Früher, und auch heute nicht. Und die wenigen Pausen füllte ich mit Kaffee.

Was soll ich sagen – ich hätte gar nicht gedacht, wie viel schneller ich sein konnte, wenn ich keine Zeit für etwas opferte, was ich nicht wirklich brauchte. Für etwas, mir immer weniger fehlt. Wahrscheinlich war es so, dass ich alles, was ich früher mit einem Päckchen Zigaretten in der Tasche gemacht hatte, wenigstens einmal ohne tun musste. Ich konnte nur dann neue Gewohnheiten entwickeln, wenn ich mich gewissermaßen selbst davon überzeugte, dass es auch ohne ging!

Letztendlich musste sich mein Nikotinteufelchen wieder einmal mit blutender Nase und rauchend vor Wut in die dunkelsten Gefilde meines Kopfes zurückziehen. Ein weiterer Punkt für mich! Ich habe wieder eine alte Gewohnheit geändert und dabei erfahren, dass es auch anders klappte.


## 19. Tag / mit *frischem* Nikotinpflaster

Status: Die Besserung stabilisiert sich. Insgesamt ein guter Tag.

Sonntag und herrliches Wetter zugleich. Was bot sich da an? Natürlich, eine kleine Radtour durch den Wald hinüber zur Schleuse. Auslauf für Peaches mit ausreichend Wasser zum Abkühlen und Bewegung für uns alle an frischer Luft. Und anschließend Kaffee und Kuchen auf der Terrasse sowie ein rohes Eigelb für das Hündchen. Lecker …

Ein Raucher ist meistens dabei. Nun hatte ich in den vergangenen Tagen schon beobachtet, dass es mich nicht im Geringsten störte, wenn jemand in meiner Nähe rauchte. Auch nicht, wenn der Rauch in meine Richtung zog. Im Gegenteil, ich fand sogar, dass er gut roch. Würzig eben, wenn es nicht gerade die billigsten Zigaretten waren. Und das empfand ich sogar, ohne dass es den Zwang in mir auf den Plan rief, mich an der Qualmerei zu beteiligen …

Ich hoffte nur, das würde so bleiben, denn am kommenden Dienstag würden die ersten drei Wochen vorbei sein. Geplant war, dann das letzte intakte Ankertau an die Zeit der Nikotinsucht zu kappen und das überteuerte Hilfsmittel der Pharmaindustrie ebenfalls wegzulassen. Völliger Freiflug mit anderen Worten. Ich hörte das Nikotinteufelchen schon lachen und lästern …

## 20. Tag / mit *frischem* Nikotinpflaster

Status: Wieder ein guter Tag. Die Verführung des Zigarettenautomaten wirkt nicht mehr.

Heute Morgen hielt ich, seit langer Zeit mal wieder, an am Supermarkt am Rande der Straße. Und nicht nur das, ich ging sogar hinein. Brötchen brauchte ich, und Kaffee fürs Büro. Zwangsläufig ging ich vorbei an den Zigarettenauswahl-Automaten, die Zettel mit Barcodes bedruckten, die man dann an der Kasse bezahlte, um sie dann am Scanner des nächsten, des Zigarettenausgabe-Automaten einlesen zu lassen.

Wer zur Hölle hatte sich diesen Humbug eigentlich ausgedacht? War das vielleicht eine Art Kompensation für rückläufige Verkaufszahlen bei der Tabakindustrie? Verdienten die etwa mit an diesen Automaten? Oder wurde da von der Automatenindustrie bei den Supermarktketten-Betreibern ein Bedarf geweckt, der sie blind macht vor den offensichtlichen Nachteilen? Möglicherweise wurden ihnen die Geräte ja auch von der Politik „aufs Auge gedrückt", damit Jugendliche nicht mehr so leicht an die Zigaretten kommen? Was natürlich Quatsch war, denn wo ein Wille war, da fand sich auch ein Weg.

Oder … hat eventuell die Pharmalobby, abends nach einem Golfspiel vor dem Kamin im Club, der Automatenlobby einen Termin bei den „richtigen" Politikern verschafft? Oder sind das vielleicht Arbeitsbeschaffungsmaßnahmen?

Wie auch immer, in meinen Augen ist das eine Art des Fortschritts, eine Technisierung, die wahrlich kein Mensch braucht. Der Zettelautomat wie auch der Ausgabeautomat „fressen" unnötig Strom. Um es korrekter auszudrücken: Die Geräte verbrauchen elektrische Energie. Hinzu kommt, dass die Kassiererinnen und Kassierer die Geräte ständig nachfüllen müssen, also letztendlich nicht weniger zu tun haben. Wartungsmonteure müssen die Geräte reinigen, justieren, updaten und gelegentlich sogar reparieren …

Wo ist nur das gute, alte Regal geblieben. Das kostete nur einmal etwas und verrichtete dann an der Wand hängend zuverlässig und ohne zu meutern seinen Dienst.

Apropos Kassiererin – die Kassiererin im besagten Supermarkt kannte mich noch. Und nicht nur das, sie hatte mich auch vermisst. „Na …", frage sie, „… Sie sinn‘ja lange nich hier jewesen! Urlaub jehabt?"

Hatte ich natürlich nicht. Meine kurze Erklärung brachte die Gute auf den Stand der Dinge und zu einem weiteren Kommentar in diesem Brandenburger Dialekt, den ich wirklich liebe. Jedenfalls wenn er von Herzen kam und mit Wünschen verbunden war wie: „Ach nee, uffjehört hamm'se? Na da freu' ick mir aba – viel Glück och!"

Mein Nikotinteufelchen freute sich auch. Ich hörte ihn förmlich frohlocken. Heute war der 20. Tag. Morgen noch einmal mit Pharmahilfsmittel und dann begann der Freiflug ohne das Zeug!

Oh ja, der kleine Kerl witterte die Chance, ahnte jedoch nicht, dass er keine hatte. Aber leise, kein Wort mehr, der kleine Stinker lauschte wie immer mit!


## 21. Tag / mit *verspätetem* Nikotinpflaster

Status: Optimistischer Start und erster Freiflugversuch – zwar gescheitert, dennoch ein guter Tag.


Gut einen halben Tag lang hatte ich weder an mein Abo oder an mein Notizbuch gedacht. Nicht einmal an mein Teufelchen. Absichtlich. Sonst hätte die Falle, die ich diesem kleinen Mistkerl stellen wollte, nicht funktioniert. Er durfte nichts wissen. Nicht einmal ahnen durfte er, dass ich – ohne große Vorankündigung! – das nikotinhaltige Pharmahilfsmittel schon heute, am 21. Tag, und nicht erst morgen weggelassen hatte.

Trotz der Vorsichtsmaßnahme klappte es leider *nicht* ganz so, wie ich mir das in meinem jugendlichen Leichtsinn vorgestellt hatte! Das Nikotin-Pflaster lag neben mir auf dem Schreibtisch. Die Beschriftung nach unten. Ich hatte es bis dato ignoriert. Fast bis Mittag. Fast, denn eine halbe Stunde vor der Pause griff das Nikotinteufelchen an. Aus einer Ecke, die es schon lange nicht mehr gewählt hatte. Und dann auch gleich mit einer völlig unfairen Breitseite auf meine Körperchemie.

Konzentrationsschwierigkeiten, latent sogar Kopfweh. Dieses Ekelpaket! Verflucht auch, natürlich wusste ich sofort, was los war. Nikotinmangel. Das Nervengift hatte, in angemessener Dosis, eine anregende Wirkung. Ein Grund dafür, dass selbst Mediziner Zigaretten bis vor gar nicht allzu langer Zeit noch als gesundheitsförderlich ansahen …

Wie auch immer. Getestet hatte ich diesen Schritt ja, wenn auch aus Versehen, schon Tage zuvor, hatte es am Morgen nach dem Aufstehen vergessen. Ohne gleich körperliche Auswirkungen zu spüren. Mein Nikotinteufelchen hatte die Aktionen zwar mit Sicherheit registriert, sie jedoch nicht als Aufhänger genutzt von wegen: Als du noch geraucht hast, hast du nicht so viel vergessen!

Oder? War das sein Plan gewesen? So nach dem Motto: Warte mal ab, wenn du die den Nikotinersatz weglässt, dann …

Nun gut – ich hatte dann vorerst nachgegeben und etwas Nikotin „getankt". Aus dem Pharma-Dingsda natürlich, nicht mit einer Zigarette. Nun war ich gespannt auf morgen, auf den offiziellen 1. Tag ohne Pharma-Hilfsmittel. Mal sehen, was dieses hässliche Nikotinmonster dann für Tricks aus seiner stinkenden Tabaktasche ziehen würde …

### 22. Tag / 1. Tag *ohne* Nikotinpflaster

Status: Konzentrationsmangel, Kopfschmerzen, gieriges Gefühl in der Lunge, verschwitzte Hände, Schweiß auf der Stirn … alles zusammen schlimmer, als am 1. Tag mit Pflaster

Wahnsinn! Drei ganze Wochen hatte ich nun schon hinter mir, in denen ich keinen Glimmstängel angefasst, geschweige denn daran gezogen hatte. Faszinierend, wie schnell das gegangen war … jedenfalls im Nachhinein betrachtet. Und da das menschliche Hirn, also auch meines, negative Eindrücke schnell über Bord warf und nur die tollen und schönen Erinnerungen bewahrte, war es ja auch gar nicht so schlimm. Jedenfalls bis zu diesem Moment nicht … da könnte man doch gleich sagen, wenn das so einfach war mit dem Aufhören, dann konnte man ja auch öfter mal aufhören. Und wieder anfangen … und wieder aufhören …

Vergiss es, Nikotinteufelchen! Genau aus diesem Grund habe ich mir das diesmal aufgeschrieben! Und wenn ich in den Notizen zurückblätterte – da reicht als Abschreckung schon der gestrige Tag! - nein, das ist es mir nicht Wert! Noch einmal die Ungewissheit, die seelische Qual, und das nur, um überteuerten, in Papier gedrehten, schlechten Tabak in blauen Rauch zu verwandeln. Also – nein!

Also, 22. Tag und gleichzeitig der Start in die Phase ohne Nikotin-Ersatz. Das Szenario war das gleiche wie gestern. Das Pflaster mit der lockende Nikotinträhkung lag den ganzen Tag über verpackt und in Reichweite neben mir auf dem Schreibtisch. Und dort lag es, und lag es … auch wenn es mir schwerfiel, bis zum Feierabend.

Zugegeben, es war mir wirklich sehr schwergefallen, es dort liegen zu lassen. Denn wenn ich es recht bedenke, war es, abgesehen von den ersten Tagen, bis jetzt ein Spaziergang gewesen. Jedenfalls verglichen mit dem, was ich heute, am ersten wirklich nikotinfreien Tag, meinem fies stänkernden Nikotinteufel – die Verniedlichungsform mag ich gerade nicht so recht benutzen – an Willenskraft entgegensetzen musste. Als ob er nur darauf gewartet hatte, nutzte dieser stänkernde Lump spätestens seit Mittag jede sich bietende Gelegenheit, um meinen bröckelnden Willen niederzuringen. Konzentration? Fehlanzeige! Kopfschmerzen, eine sich nach Gift verzehrende Lunge, verschwitzte Hände, Schweißperlen auf der Stirn …

In der Hoffnung, dass die Entzugserscheinungen im Schlaf nachlassen, freue ich mich auf mein Bett … und beende daher für heute die Notizen. Gute Nacht!


--- 3 Tage Nachtrag / Übertrag aus dem kleinen Notizbuch ---


Ein Familienfest stand an. Vier Tage lang waren wir unterwegs, trafen viele Leute, tranken das eine oder andere Bierchen, quatschten, aßen, lachten und tratschten … wie ich schon vorausgesehen hatte, blieb da nicht viel Zeit zum Schreiben. Ich behalf mir mit einem kleinen Notizbuch, in welches ich stichpunkthaft Begebenheiten, Gedanken und vor allem Gefühle eintrug, um diese im Nachhinein in meinem „großen Tagebuch" zu nachvollziehbaren Rückblicken verarbeiten zu können.


### 23. Tag / 2. Tag *ohne* Nikotinpflaster

<u>Status:</u> … etwas besser als gestern, jedoch noch immer kein Vergleich zu den Tagen mit Pflaster! Die Ablenkung der Reise würde gut tun …


Den Start in den 23. und gleichzeitig in den 2. völlig nikotinfreien Tag ging mein Nikotinteufel geruhsam an. Als ahnte er schon, dass ihm die nächsten vier Tage genug Gelegenheiten zu psychologischen Stänkereien bieten würden.

Frohgemut starteten wir dann auch in die Uckermark. Das regnerische Wetter lud nicht gerade zu einer Zigarettenpause ein. Zumal es im Auto warm und trocken war. Ob nun aus diesem Umstand heraus oder warum auch immer, spürte ich im Gegensatz zum vorherigen Tag kaum einen Drang, meine Nikotinabstinenz zu brechen. Nicht einmal die Idee kam mir.

Jedenfalls am Vormittag nicht. Nachmittags allerdings … wie aus heiterem Himmel, wohl parallel zu dem tatsächlich nach und nach aufheiternden Himmel, schlug der kleine Mistkerl zu. Nur gut, dass ich keine Kippen dabei hatte. Mit etwas Willenskraft – oh Gott, was für eine Lüge, es war eine riesige Portion Willenskraft nötig! – gelang es mir jedoch, allen Versuchungen zu widerstehen, mich mit anderen Worten an allen Zigarettenautomaten vorbeizuschleichen, ohne dass etwas in meine Taschen „rutschte". Die Begleitsymptome waren ähnlich wie am Vortag, jedoch etwas abgeschwächt. Ich hoffte, dass das der Beginn einer Tendenz und kein Zufall war!


## 24. Tag / 3. Tag *ohne* Nikotinpflaster

<u>Status:</u> … wie gestern! Die Ablenkung wirkte noch immer. Zu dumm, der erhoffte Reiz der neuen Stufe meines Entwöhn-Abos wirkte gar nicht!


Wurde das auch irgendwann wieder leichter?! Verdammt auch! Blauer Himmel, Sonnenschein, überall gut gelaunte Leute, Kinder – und das immer stärker werdende Verlangen, endlich wieder einmal eine Zigarette zu rauchen. Vor allem am Abend dann, als die ersten – bis dahin Nichtraucher! – in geselligem Zusammensein bei Grillwurst und kaltem Bier plötzlich ihre Zigaretten auspackten. Das waren die, die echt wochenlang nicht rauchten, sich aber dann, bei gewissen Gelegenheiten und nur für kurze Zeit, diesem Genuss hingaben.

„Nun mach' schon!", hörte ich jemanden in mir locken.

„Echt jetzt?", fragte ich übertrieben abfällig mein Geifern übertünchend.

Mein Nikotinteufel nickte und meinte unbeirrt Morgenluft schnuppernd: „Na klar, Junge, es reicht! Mehr als drei Wochen quälst du dich jetzt schon. Geld hast du nebenbei auch etwas gespart – selbst wenn du das abrechnest, was du der scheinheiligen Pharmaindustrie für diese bescheuert-geschmacklose Zigarettenalternative in den Rachen geworfen hast. Und jetzt mach' Schluss mit dem Theater, deinen guten Willen hast du gezeigt …"

„Stopp!", unterbrach ich ihn, „Beinahe hättest du mich gehabt. Und die Sache mit dem Geld – darüber hatten wir doch schon gesprochen. Die ist zwar sachlich und rechnerisch richtig, aber als Motiv zieht sie nicht. Aber das letzte, was du sagtest … *meinen guten Willen habe ich gezeigt? Ja, genau das habe ich! Musste ich nicht, habe ich aber! Weil ich es so wollte! Weil niemand anderes als ich aufhören will!*"

Mein Teufelchen schwieg. Klar, was blieb ihm übrig, sobald man mit dem Wörtchen „will" kommt. Gegen den guten Willen kann selbst der Teufel nichts ausrichten.

Mit Großbuchstaben hatte ich am Abend jenes Tages in das kleine Notizbuch geschrieben: ICH WILL AUFHÖREN, WEIL ICH FREI SEIN WILL VON DIESER SUCHT!

Heute Abend blieb mir nichts, als diese Wort zu unterstreichen!


### 25. Tag / 4. Tag *ohne* Nikotinpflaster

<u>Status:</u> Zum Glück besser als gestern. Die Ablenkung wirkte und das Verlangen nach Rauch war kleiner.


Der letzte Gedanke rettete mich dann über den Abend des 24. Tages und auch über den gesamten 25. Tag, an dem die Familienfeierlichkeiten ihren Höhepunkt erreichten. Und damit sowieso von jeglicher Belästigung durch den Nikotinteufel ablenkten. Bis in den Abend hinein. Mir ging es super, einfach nur super. Nur hin und wieder, und zwar immer dann, wenn ich bei den Rauchern vorbeikam oder mich mit einem unterhielt, und wenn dann die Wolken feinen Tabakrauchs meine Nase umschmeichelte, kam ich in Versuchung. Doch fiel es mir inzwischen auch wieder leichter, nein zu sagen. Der Drang, mir einen Glimmstängel zu besorgen, ließ nach. Das schwächer werdende Verlangen, welches ich zwei Tage zuvor festgestellt hatte, wurde wohl offenbar tatsächlich zur Tendenz.

### 26. Tag / 5. Tag *ohne* Nikotinpflaster

<u>Status:</u> Stagnation, auch wenn die drängende Gier bereits nachließ.

Seltsamerweise hielt dieses Hochgefühl genau solange an, wie die Familienfeier. Am heutigen 26. Tag, einem Sonntag, welcher zugleich auch der 5. komplett nikotinfreie Tag werden sollte, erfasste mich gleich am Morgen nach dem Frühstück schon mit Macht dieses tief in der Brust sitzende, unbefriedigende Verlangen nach einer Zigarette. Verdammt auch, ließ das denn nie nach?

Nach einigen ablenkenden Um- und Aufräumarbeiten und der Verabschiedung von der Familie ging es dann los auf die Heimfahrt. Gut zwei Stunden Zeit, in denen ich mir des Teufels Gelächter geflissentlich ignorierend den Kopf darüber zerbrechen konnte, wieso ich dieses Verlangen nicht langsam in den Griff bekam.

Gleich die erste Frage brachte mich zwar nicht weiter, machte mich jedoch regelrecht wütend. Ich brauchte nur daran zu denken! Die ersten drei Wochen, in denen ich stolz und mit zunehmender Leichtigkeit dem in dieser Zeit noch Nikotinteufelchen genannten Widersacher in mir die kalte Schulter zeigen konnte, waren offensichtlich völlig umsonst gewesen! In der Tat beschlich mich zunehmend die Ahnung, dass es so und nicht anders war! Ich wurde das verfluchte unangenehme Gefühl nicht los, hereingelegt worden zu sein, die

Entwöhnung eigentlich nur verlagert, mit anderen Worten kostenintensiv hinausgezögert zu haben!

Klar, wenn die Pharma-Heinis das hier lesen, werden, sie sagen: „Diese Phase war viel zu kurz! Das steht doch auch auf der Packungsbeilage. Die Ersatzmittel sind so und so lange anzuwenden, abgestuft in ihrer Stärke und angepasst an den bisherigen Konsum und …", ja klar, und hast du nicht gesehen!

Also ehrlich gesagt, wenn ich nicht Angst hätte, mich so schnell nicht erneut zu überwinden, würde ich am liebsten probieren, noch einmal ohne Pharmahilfsmittel aufzuhören – also sozusagen so richtig knallhart von einem Tag auf den anderen!

An diesem Punkt meiner nicht gerade produktiven Überlegungen angekommen hatte ich eine Weile lang gedankenlos zugesehen, wie Kilometer um Kilometer der vor mir liegenden Bundesstraße erst unter der Motorhaube meines Wagens und dann hinter mir im Rückspiegel verschwanden. Die weißen Mittelstreifen wurden zur endlosen Kette und huschten ebenso schnell an mir vorüber, wie die dicken Stämme der uralten Bäume, welche den Rand der Allee säumten. In schneller Folge, einer nach dem anderen, wie die Tage, Wochen und Monate im Kalender …

Plötzlich war ich mir sicher, dass ich es schaffen würde. Das Abo natürlich – nicht mehr. Denn letztendlich war selbst der Anfang mit den Pflastern schwer gewesen. Ich hatte es zum Glück notiert, weil – obwohl es gerade mal nicht mehr als dreieinhalb Wochen her war – hatte es mein Hirn bereits begonnen, die Bilder der Qual zu verdrängen und mit schöneren Erinnerungen zu übertünchen. Und genauso würde es jetzt geschehen. Wie lange probte ich jetzt den freien Flug? Es war der 5. Tag ohne Pflaster! Und die drängende Gier ließ bereits nach. Appetit, ja klar, den hatte ich schon nach dem Gift. Und eh der endgültig verging – wenn überhaupt – das konnte ewig dauern. Aber die Entzugserscheinungen, die Qualen, das Schlimmste könnte bereits hinter mir liegen … hoffte ich zumindest.

**27. Tag / 6. Tag *ohne* Nikotinpflaster**

<u>Status:</u> Zoff. Der Nikotinentzug macht mich extrem reizbar.

Montag. Ich hatte noch ein Tag Urlaub genommen, um die Utensilien des langen Wochenendes zu verstauen. Es war der 27. Tag – nur noch ein Tag trennte mich vom nächsten Etappenziel: Die ersten vier rauchfreien Wochen!

Während ich so räumte, die Videoleinwand reparierte, zwischendurch im Garten bei gefühlten 35 °C Aprikosen pflückte und später dann auch gleich die Schwarzen Johannisbeeren, fühlte ich immer noch dieses … *nur gut, dass ich keine Kippen daheim hatte!*

Beim Pflücken der Johannisbeeren – die kleinen Teile zu ernten kostete echt Zeit! – rappelte sich mein Teufelchen, für den mein Jieper natürlich einer Steilvorlage in einem Länderspiel gleichkam. Zu dumm für ihn war nur, dass er wieder mit der alten Leier kam. Mal kurz an die Tankstelle sollte ich fahren und nur eine rauchen …

Plötzlich brachte mich das auf einen Gedanken. Mein Großvater, Opa Claus, hatte früher einmal gesagt, dass es besser wäre, anstatt der billigen Filterzigaretten den guten, orientalischen Tabak zu rauchen. Ohne Filter. Jedenfalls wenn man schon unbedingt rauchen müsste. Er selbst hätte das früher auch gemacht. Vor vielen Jahren. Dass es viele Jahre her gewesen sein musste, kann ich nur bestätigen, denn soweit ich mich zurückerinnern konnte, hatte ich ihn nie mit einer Zigarette in der Hand gesehen.

Ich habe damals nie herausbekommen, was er mit dem guten, orientalischen Tabak meinte. Und, ich war jung, es hat mich damals ehrlich gesagt auch nicht interessiert.

Aber heute. Mir fiel ein, dass ich vor Tagen schon einmal über Alternativen nachgedacht hatte. Eine Zigarette, die ich, einem Freitagabend-Whisky gleich, alle paar Wochen einmal genießen konnte, ohne das ich danach, gleich einem nach Mitternacht gefütterten Mogwai, zum Tabak-Monster-Gremlin wurde, welcher seiner Lust auf Nikotin-Orgien freien Lauf ließ und den nächsten Zigarettenladen plünderte.

Was also war das damals für ein Kraut? Und was dreht die Industrie heutzutage in die Zigaretten? Gab es vielleicht früher Zigaretten, die einfach nur würzig schmeckten, aber nicht so viel Nikotin enthielten, also nicht so schnell süchtig machten?

Das musste ich herausbekommen! Allerdings nicht mehr heute, denn vorhin, nach dem Pflücken der Johannisbeeren, besser gesagt sogar noch ein bis zwei Stunden später, zoffte ich mich erst einmal mit meiner besseren Hälfte. Und das aus einem so nichtigen Anlass heraus, dass es … aber verdammt nochmal, hatte sie nicht richtig zuhören können? Nudeln hatte ich gesagt und nicht Reis! Basta. Und von wegen aus Versehen – mir reibt sie doch auch permanent unter die Nase, dass ich ihr nicht richtig zuhöre!

Hatte ich vielleicht schon erwähnt, dass Nikotinentzug aggressiv macht? Aber wozu sollte ich das extra sagen – das weiß doch jeder Raucher. Zu dumm nur, dass jeder Streit den entziehungswilligen Süchtling schneller wieder an den umweltgefährdenden, weil aus Kunststoff bestehenden, Filter einer Zigarette treiben konnte! Klar, ich höre nicht für meine bessere Hälfte auf – aber ich brauch', verdammt nochmal, jede erdenkliche, moralische Unterstützung. Und wenn es in Form der bestellten China-Nudeln ist und nicht als Reis vom Asiaten um die Ecke daherkommt!

Nur gut, dass meine Frau jetzt nicht meine dämonisch verzerrte Miene sehen konnte! Sie wäre echt erschrocken! Ich hab's geprüft. Im Spiegel … die Ähnlichkeit mit meinem Nikotinteufelchen war erschreckend! Ich sah aus, wie sein höllischer Zwilling! Tief in mir hörte ich ihn höhnisch lachen …

Verdammt auch, sie kann doch dar nichts dafür! Irgendwann, wenn es mir besser geht, muss ich mich unbedingt dafür bei ihr entschuldigen!

So, Schluss für heute! In Anbetracht dessen, dass ich vorhin gar keine Lust hatte, nach diesem blöden Tag auch noch die Notizen weiterzuführen, ist ganz schön was zusammengekommen … und damit – gut Ruh'!


## 28. Tag / 7. Tag *ohne* Nikotinpflaster

<u>Status:</u> Konzentrationsschwierigkeiten! Und andere Ausfälle …


Das mit dem Tabak musste ich wissen. Und da heute Jubeltag war, also ganze 4 Wochen ohne Glimmstängel um sind … na gut, eine Woche ohne Nikotin! … bot sich der Abend förmlich dafür an. Zumal ich mich immer noch irgendwie belämmert fühlte. Ich bekam mein Verlangen zwar langsam wieder in den Griff … wahrscheinlich im Moment jedoch genau solange, wie mir gerade niemand eine Zigarette vor die Nase hielt! Verdammt auch, das schlauchte echt!

Dass das Ganze nicht ohne Folgen bleiben würde, war mir auch klar. Zum Beispiel gerade jetzt – die Reihenfolge der Buchstaben beim Schreiben der Wörter fällt mehr als putzig verschroben aus. Bisher für mich selten ein Problem, „wissen" meine Finger zwar offenbar noch, welche Buchstaben in die Worte hineinkommen, nur eben nicht, in welcher Aufeinanderfolge. Und so lese ich dann statt: *'Dass das Ganze nicht ohne Folgen bleiben würde, war mir auch klar.'* folgendes: *'Dsas das Gazne nihct onhe Folgen bliebne wrüde, wra mir auhc klra.'*

War das nur eine einfache Konzentrationsschwäche? Oder eine krasse Form von Entzugserscheinungen?

Eine krasse Form – nein, ganz so schlimm stand es wohl nicht um mich. Ich meine schon von schlimmeren Auswirkungen gehört zu haben. Solange ich noch darüber schreiben konnte, konnte es noch nicht ganz so schlimm sein. Ich tippe auf die Konzentrationsschwäche infolge des Entzugs … und auf den Mann im Ohr. Ich meine natürlich mein Teufelchen, das bei jeder passenden und unpassenden Gelegenheit, und bei jedem meiner Gedanken sowieso, ungefragt seinen Senf dazugeben muss. Wie zur Hölle soll man bei dem dummen Gequatsche auch nur einen klaren Gedanken fassen?

Als ich – länger als sonst! – darüber nachgedacht hatte, bekam ich das, was ich hatte sagen wollen, schon irgendwie aufs Papier. Oder eben zunächst in die helle Fläche des Monitors getackert. Wenn auch gerade nicht ganz so spontan wie sonst. Aber immerhin, mit dem mir momentan zur Verfügung stehenden und scheinbar zunehmend schwindenden Wortschatz … und dem Rechtschreib-Hilfsprogramm, welches die falsch gesetzten Buchstaben für mich rot kennzeichnete. Eigentlich konnte so fast nichts schiefgehen …

Ich mache jetzt Schluss. Der 28. Tag ist Geschichte. Anstatt Stuss zu schreiben, recherchiere ich heute Abend lieber, was es mit diesem ominösen, von Opa Claus empfohlenen, orientalischen Tabak auf sich hatte.

**29. Tag / 8. Tag *ohne* Nikotinpflaster**

Status: Keine Besserung in Sicht! Ausfälle, Suchtattacken, Reizbarkeit …

Halleluja, das war harter Tobak! Den ganzen gestrigen Abend las ich im Internet Beitrag für Beitrag, was die Suchmaschine an Ergebnissen zu Tabak und Rauchen so ausspuckte. Heute Morgen, auf dem Weg in die Firma, natürlich bei einem großen Kaffee aus meinem unverzichtbaren Travel-Thermobecher, ließ ich mir durch den Kopf gehen, was ich an ungefilterten Meinungen, wissenschaftlichen Erkenntnissen und historischen Tatsachen gefunden hatte. Ich möchte das jetzt nicht im Detail wiedergeben – das Internet vergisst nicht und die Beiträge kann ich und jeder andere, den sie interessieren, jederzeit aufschlagen und studieren.

Ungefiltert … mein Großvater hatte Recht. Und Unrecht zugleich. Klar waren die Tabake bis zum Kriegsende in Deutschland andere, als die, welche vor allem die Amerikaner dann für die mit der Zeit gehenden deutschen Raucher ins dünne Zigarettenpapier drehten und diese damit letztendlich umgarnten. Reiner waren sie, natürlicher. Nicht angepasst an die industrielle Massenfertigung und Vermarktung. Das, und vieles mehr, aber gesünder? Nein, das waren sie auch nicht. Genauso wenig wie die heutigen, naturbelassenen Tabake.

Weniger Nikotin hatten sie jedoch, ja, okay. Der Suchtfaktor war demnach nicht so hoch. Genau wie ich's mir gedacht hatte. Die Pharma-Hilfsmittel hatten meinen Nikotinspiegel oben gehalten und damit das Verlangen nach einer Zigarette klein. Jetzt, wo ich meinem Körper die Hilfsmittel ersatzlos gestrichen hatte, kam die alte Sucht mit der vollen Vehemenz wieder zum Vorschein. Die Lösung des eigentlichen Problems hatte ich nur verlagert. Und der Nikotinteufel wusste das. Einer seiner Vorschläge klang für mein gebeuteltes Selbstbewusstsein sogar vernünftig: Man könnte doch die Nikotinsättigung auch mit den heute noch angebotenen, reinen Tabaken herunterfahren. Sozusagen noch einmal anfangen mit dem Rauchen, mit naturbelassenen Tabaken und nur solange, bis mein Körper ein so niedriges Nikotinlevel hat, dass der nächste Schritt einfacher ist …

Zum Glück schaltete sich die Vernunft ein. Am 29. Tag noch einmal anzufangen … ich wäre ja echt irre! Hatte mein zum Nikotinteufel mutiertes Alter Ego vergessen, wie aggressiv ein Aufhörling mit sinkendem Nikotinspiegel werden kann?!

**30. Tag / 9. Tag *ohne* Nikotinpflaster**

<u>Status:</u> Besserung in Sicht! Trotzdem fühlbare Ausfälle bei Geduld, Gedächtnis, Konzentration … jedoch wiederkehrender Geschmack!

Hallo Logbuch, wir schrieben heute den 30. Tag der Antinikotin-Challenge. Notiere bitte: Die gute Nachricht ist, mein Nervenkostüm kommt langsam wieder in geschmeidigere Bahnen. Langsam, noch ist es lange nicht wieder perfekt. Aber immerhin konnte ich den Teufel in mir wieder zum Teufelchen schrumpfen lassen. Lange genug hat es gedauert. Aber gut, was erwarte ich nach nicht mal 4½ Wochen Abstinenz, wovon gerade mal 1½ Wochen mit vollkommenem Nikotinentzug glänzen? Dass 37 Jahre des frohgemuten Rauchs sich in selbigen auflösen und mich ruhig und als geläuterten Nichtraucher meines Weges ziehen lassen?

Unwahrscheinlich. So einfach war es nicht. Aber damit ich mich in 40 Tagen, wenn mein 10-Wochen-Experiment endet, noch an diesen Moment und an die Gefühle erinnere, notiere ich mir es lieber: Aufhören ist schmerzlicher als anfangen!

Ich fühlte mich heute *immer noch* irgendwie wie vor den Kopf gehauen. Meine Lunge flehte *immer noch* nach würzigem Rauch. Meine Geduld wie auch mein Gedächtnis und die Konzentration waren auch schon mal besser.

Immerhin gab es auch schon positive Auswirkungen. Diese nutzte ich gern, um den spitzzüngigen Ratschlägen meines kleinen Nikotinteufelchens Paroli bieten zu können. In etwa so: „Klar doch, mir fehlt der würzige Rauch … in etwa genauso wie der zum Kotzen reizende morgendliche Husten. Echt, den und einen vereiterten Weisheitszahn, nichts vermisse ich mehr!"

Oder während meiner Fahrt heute Morgen in die Firma – natürlich erst nachdem ich meinen Koffeinspiegel mit dem obligatorischen Kaffee auf ein brauchbares Niveau angehoben und damit mein Hirn in Arbeitsbereitschaft versetzt hatte: „Klar doch, Kaffee und Zigarette zusammen waren schon eine unschlagbare Kombi. Zu blöd ist nur, dass mit geräucherten Geschmacksknospen auch sonst alles gleich schmeckte … wenn nicht gerade so viel Cayennepfeffer dran war, dass mir anschließend die Magenschleimhäute glühten!"

Echt, ich erlebte zunehmend Geschmacksexplosionen, die früher an mir vorübergegangen waren. Etwa die Pfefferminznote des gerade fertig gewordenen Likörs aus Schwarzen Johannisbeeren und Gewürznelken. Und wie lange sich diese angenehmen Geschmacksnoten auf der Zunge halten. Irre, das hatte ich das letzte Mal … abgesehen von meiner letzten Nichtraucherzeit … als Kind!

Seltsam, an diese Zeit erinnere ich mich. Leider nicht mehr daran, wie es war, als ich das letzte Mal aufhörte …

Aber genau deshalb schreibe ich es mir diesmal auf. Und bevor ich mir jemals wieder eine Zigarette anstecke, lese ich meine Notizen. Aber ich hoffe, dazu kommt es nicht. Ich hoffe, dass ich nach meinem 10-Wochen-Experiment frei davon bin. Und bleibe! Denn abgesehen von den Vorzügen, wie dem des wiederkehrenden Geschmacks, war der Jieper, den mir mein Teufelchen heute bescherte, wieder einmal extrem anstrengend. Der kleine Mistkerl lachte … allerdings mit einem Unterton, der so falsch klang, dass ich fühlte, auf dem rechten Weg zu sein. Ich spürte seine Angst und beantwortete sein Lachen daher mit leicht zusammengekniffenen Augen und einem herablassend spöttischen Grinsen.

## 31. Tag / 10. Tag *ohne* Nikotinpflaster

Status: Eine zarte Tendenz der Besserung fasst Fuß.

Heute hatte ich ein interessantes Gespräch … nebenbei, mir ging's noch immer nicht viel anders als gestern. Höchstens ein kleines Bisschen. Unbemerkt fast öffnete sich die Tür und ließ einen zarten Lichtschimmer in den sich lösenden Nebel …

Aber zurück zu dem Gespräch. Ein Kollege fragte mich, ob ich mit auf die Rampe komme … lud mich mit anderen Worten auf eine Zigarette ein. In einer typischen Situation. Eine Aufgabe war erledigt, die nächste stand an. Gab dafür einen würdigeren Abschluss, als eine Zigarette?

Ja. Für mich zumindest. Ich lehnte also höflich ab und erwiderte, dass ich ihm gern Gesellschaft leiste, aber ohne Zigarette.

Wow, das ging mir echt leicht über die Lippen. Am 31. Tag und *fast* ohne sehnsüchtigen Blick auf seine qualmende und würzig duftende Zigarette.

Die Reaktion meines Kollegen war … nein, keine Überraschung für mich! Ohne dafür eine Statistik zurate zu ziehen, vermute ich, dass mehr als die Hälfte der aktiven Raucher in einer vergleichbaren Situation die gleiche Antwort geben. Und zwar: „Oh ja, das will ich auch. Bisher habe ich es nur noch nicht geschafft. Aber in …"

Was folgte, war eine schwammige Fristangabe, ein Verweis auf jemanden, der die Aufhörtour dann begleiten würde, sodass man sich gegenseitig „in den Arsch treten" kann und andere Ausflüchte, die allerdings alle gespickt sind mit dem Wörtchen „will".

Der Haken ist nur, dass dieses „ich will" nur dahingesagt und der Jemand, der ebenfalls aufhören „will", kein Garant ist. Ich kenne diese Ausflüchte. Ich habe sie oft genug selbst gebraucht. Jetzt gehören sie zum in Endlosschleife benutzten Stammvokabular meines Nikotinteufelchens.

Ich ließ mich auf das Gespräch ein. Macht man ja so, in Gesellschaft. Man unterhält sich, hört sich die Probleme des anderen an, bekennt eigene, gibt und hört Ratschläge. Zu diesem Thema konnte ich ihm nur sagen, dass er es wirklich selbst wollen müsste. Und der Aufhörlings-Partner, der bringt nur dann etwas, wenn auch der eisern dabei bleibt.

Beim Thema Abgewöhnung ist geteiltes Leid kein halbes Leid. Man hört für sich selbst auf, nicht für den anderen. Gut ist nur, dass jemand da ist, der die gleichen Nöte verspürt und die gleichen Qualen erleidet. Darüber reden hilft. Es wirkt wie eine gegenseitige Motivation, besser als sich gegenseitig in den Arsch zu treten.

### 32. Tag / 11. Tag *ohne* Nikotinpflaster

<u>Status:</u> Seltsam, ein Supertag ohne Suchtattacken. Überraschung pur … ich glaube jedoch noch nicht an Beständigkeit.

Samstag. Wochenende. Der Morgen brachte bereits eine echte Überraschung für mich. Erst fiel es mir gar nicht auf – klar, sonst wäre es ja auch keine Überraschung gewesen! – aber dann fiel es mir auf: Heute war der erste Tag, der nicht damit begann, dass ich spätestens beim morgendlichen Zähneputzen an die Zigarette nach dem Frühstück dachte, die ich nicht mehr rauchen würde!

Toll! Super-Sommer-Wetter, Besuch und ein geplanter Grillabend, und nun das. Perfekter ging es kaum. Nach dem Frühstück dann allerdings, klar, da kam der Gedanke. Aber selbst der streifte mich nur schwach. Irgendwie war mein Nikotinteufelchen wohl noch nicht so richtig auf der Höhe der Zeit, verkam zum Schlaffi.

Warum ließ er mich dann nicht gleich in Ruhe?

Egal. Das Fleisch war eingelegt. Selbst eingelegt, also nicht ersäuft in industrieller Matschepampe mit künstlichen Geschmacksverstärkern, die, ähnlich wie der nikotingepuschte Tabak in den Zigaretten, unser Hungergefühl manipulieren und uns zu braven Konsumenten erziehen.

Interessanter Gedanke – vielleicht sollte ich nach diesem inzwischen von mir offiziell zum 70-Tage-Nichtraucher-Selbstversuch deklarierten Nikotin-Abgewöhnungskurs an einen Kurs gegen künstliche Geschmacksverstärker denken?

Besser gesagt an den Boykott derselben? Gute Idee. Im Großen und Ganzen machten wir das ja schon eh, kochten, sotten und buken an den Wochenenden selbst. Im Urlaub ebenso. Aber in der Woche? Wenn wenig Zeit war, die Termine drängten, der Hunger sich meldete und mich die Versuchung intensiv duftend und farblich aufgepeppt an die nächste Buletten-Theke lockte?

Ist doch klar, dass dann das Geschmacksverstärkerteufelchen – Blödsinn, das klingt nicht und ist außerdem ein viel zu langes Wort, aber … ja genau, Glutamatteufelchen, das ist besser! … also, ist doch klar, dass dann das Glutamatteufelchen lachte. Immerhin engten die Geschmacksverstärker meine Geschmacksfreiheit ja auch ein, betäubten sie, und gaukelten mir vor, dass ich noch viel mehr davon bräuchte. Und damit war dieser Folgeplan so ganz unwichtig auch nicht. Spätestens dann, wenn ich als Exraucher doch hefeteigartig in die Breite gehen sollte …

Aber eines nach dem andere. Zunächst will ich mich noch weitere 39 Tage mit dem Stinketeufel der Zigarettenindustrie anlegen und ihm, einem schmerzhaften Exorzismus gleich, die Macht über meinen Willen entziehen. Soweit nicht schon geschehen, denn dieser Tag, dieser Samstag, war auf dem Weg dahin ein guter Tag. Von der Vorbereitung bis in die späten Stunden hinein. Nette Leute, lustige Gespräche, kaltes Bier, lecker Steaks, Würstchen von den Wurstspezialisten aus Thüringen, und obendrein mediterrane Temperaturen bis in die Nacht hinein.

Unglaublich war übrigens auch, dass von uns zehn Leuten gerade einmal einer dabei war, der rauchte. Ist das wirklich schon der neue Trend? Na dann, scheinheiliger Staat, sieh dich langsam mal nach anderen steuerzahlenden Schafen um. Wenn die Tendenz anhält, bringen die in deiner Politik, in den Medien und dadurch zunehmend in der Gesellschaft zwar verschmähten und ausgebuhten, steuerzahlungstechnisch aber stets willkommenen Raucher bald nicht mehr das Megasteuereinkommen fürs Staatssäckel.

Aber gut, dann müssen die bis dato geschonten Nichtraucher eben auch mal etwas mehr ran ... auch gut.

Auch, wenn ich dann selbst dazugehöre!


## 33. Tag / 12. Tag *ohne* Nikotinpflaster

<u>Status:</u> ... dachte ich's mir doch, das gestrige Hoch hat noch keine Beständigkeit!


Oha, zu früh gefreut. Heute, ausgerechnet zum Sonntag, zeigte mir das Nikotinteufelchen gleich am Morgen, wo die Harke hängt. Der Tag war der komplette Gegensatz zu gestern. Wie ein komplementäres Abbild des Samstags. Verdammt auch, dieses kleine, gräßlich stinkende Kerlchen hatte es aber auch faustdick hinter seinen grau-gelben Ohren. „Nur eine Zigarette ...", lockte er mit zuckersüßer Stimme, „... wie in den guten alten Zeiten!"

Nur eine Zigarette ... also 3 – 5 Minuten Spaß ... und ich war wieder voll dabei! Wem es nicht so geht – toll, Ausnahmen bestätigen die Regel. Das weiß ich seit meinem letzten vermasselten Rauch-Aus. Und um von dieser einen, dummen Zigarette wieder wegzukommen, langten die bisherigen kümmerlichen 33 Tage, so qualvoll sie auch waren, natürlich nicht! Letztendlich ist es wie einem trocken gelegten Alkoholiker ...

Wenn ich also dieses Experiment als Nichtraucher verlasse und meine Freiheit wiederhabe, die die Sucht mir raubte, dann … *darf nichts passieren, dass ich sie je wieder aufgebe!*

Für den heutigen Tag bekämpfte ich das Verlangen wirkungsvoll damit, dass ich mich kopfüber in die nach einem Grillabend notwendigen Arbeiten stürzte, den Grill reinigte, alles wegräumte … oder waren es gerade diese Sachen, die mich daran erinnerten, wie schön bei solchen Aufräumaktionen früher die kleine Rauchpause zwischendurch war?

Verdammt auch, wenn ich jetzt im Nachhinein daran denke … da könnte etwas dran sein. So, wie bei den Arbeiten im Garten. Alte Gewohnheiten und so … ich musste wohl alles, was ich mit meinem „rauchenden Früher" verband, wenigstens einmal ohne Zigarette getan haben. Als Nachweis gewissermaßen, dass es auch ohne ging.


**34. Tag / 13. Tag *ohne* Nikotinpflaster**

Status: … Suchtattacke gleich morgens!


Ich erwachte tief Luft holend und wartete dabei sehnsüchtig auf den Kick durch den würzigen Rauch einer Zigarette …

Echt jetzt? Ja echt, mit diesem Kopf- und Gefühlskino wollte mich mein giftgelbes Alter Ego, mein Nikotinteufelchen, heute gleich am Morgen locken. Heute, am 34. Tag!

Von wegen, der kleine Mistkerl war kein Frühaufsteher. Aber … war das nicht etwas zu plump von ihm?

Nein, ist es leider nicht. Alle kleinen Beschwerden, die das Gequalme noch vor 5 Wochen in mir bewirkt hatte, rückten langsam in die gefährliche, historische

Distanz, in welcher sie nur allzu leicht im Nebel des Vergessens verloren gehen konnten. Die entstandene Leere, geschickt gefüllt mit sentimentalen, von allem Negativen befreiten Ideen, plus das herrlichste Sommerwetter, bei dem es nicht wirklich eine Strafe ist, für eine Zigarette vor die Tür nach draußen zu gehen, ergaben eine Zeit, die leichtsinnigerweise Ideen aufkommen ließ, die tatsächlich gefährlich werden könnten.

Schnell pustete ich den Nebel beiseite und wuchtete ein paar Erinnerungen aus dem Archiv, die jegliche Sentimentalität zum Platzen bringen mussten. Als Erstes dieses leise, in ländlich nächtlicher Stille jedoch nervende und zugleich beunruhigende Pfeifen meiner Lunge, wenn ich abends im Bett auf den Schlaf gewartet hatte. Natürlich ist es inzwischen verschwunden. Genauso wie dieser reizende Husten, der mich gelegentlich am Morgen beim Zähneputzen würgte. Er meldete sich immer dann besonders intensiv, wenn ich in der Nacht zu lange auf dem Rücken geschlafen und sich der ganze Schnodder, von dem sich meine Lunge während der rauchfreien Nachtruhe zu befreien versucht hatte, letztlich in meiner Kehle angesammelt hatte.

Verdammt auch, es gehört schon viel starker Wille dazu, diese Sucht aufzugeben. Ein wahres Wechselbad der Gefühle, ein geschicktes navigieren durch die von meinem Nikotinteufelchen aufgebrachten Untiefen, Strudel und Riesenwellen und Flauten auf der Reise über das Meer des Entzugs.

Vielleicht hätte ich tatsächlich bis Spätherbst warten sollen? Oder bis zum mitteleuropäischen Schmuddelwinter? Bis zu den Jahreszeiten, in denen das hässliche Wetter einen schmerzhaft daran erinnert, dass man als Raucher der letzte Arsch war …

Nein. Ich hatte meinen Termin. Und bei dem blieb es. Außerdem war ich mir sicher, dass mein Nikotinteufelchen auch im Niesel-Herbst oder im Matsch-Winter noch irgendwelche sentimentalen Gefühle aus dem Keller meiner Gedankenwelt hervorgezaubert hätte …

## 35. Tag / 14. Tag *ohne* Nikotinpflaster

Status: Halbzeit … und die nächste Suchtattacke!

Unverändert. Ich meine, mir ging es unverändert. Unverändert blöd. Nach der ersten Hälfte des Abo-Zeitraums. Na Prost Mahlzeit! Das Nikotinteufelchen, welches vor meinem inneren Auge auch heute wieder zu einem Nikotinteufel mutiert war, agierte sehr geschickt. Mal melancholisch, mal trotzig, dann wieder Honigsüß … und so weiter. Er sprach aber nicht mehr mit mir. Er gab mir keine Chance, ihm Auge in Auge gegenüberzustehen, gegen die 12 Uhr Mittags-Sonne den Stetson tief in die Stirn zu schieben, den Revolver vom Band am Gürtel zu lösen und ihm letztendlich, gleich wie in einem Duell auf staubiger Straße vor dem Saloon, mein „Nein" zwischen die Augen zu schießen.

Was hatte ich gestern gesagt? Ein wahres Wechselbad der Gefühle? Genau das war es. Und blieb es wohl auch vorerst!

Als ob das nicht reichen würde, zupft der gelb graue Schmutzfink obendrein auch noch immer an den Fäden, an deren Enden real-körperliche Bedürfnisse in mir entstanden. Oder wie sonst konnte es sein, dass sich meine Lunge noch immer nach dem grau-blauen Rauch verzehrte, sich selbst aufgebend danach sehnte, ihn tief in sich hineinzusaugen, sein liebliches Kohlendioxid nebst dem erfrischenden Nikotin und dem leckeren Teer daraus zu absorbieren und weiterzugeben an meine potenziellen Raucherbeine? Wer befahl diesem gut durchbluteten, jedoch strohdoofen Bläschensack nach 35 Tagen ohne Zigarette immer noch, sich nach stinkendem Qualm anstatt nach frischer Luft mit viel Sauerstoff zu sehnen?

Warum ließ ich mich davon dermaßen einwickeln, dass ich mich gezwungen sah, anstatt im Schatten der Laube über der Fortsetzung meiner Romantrilogie zu schwitzen, in meiner durchlöchert wirkenden Blechrüstung des Verzichts gegen qualmende Windmühlenflügel anreiten zu müssen?

## 36. Tag / 15. Tag *ohne* Nikotinpflaster

Status: 1. Tag der 2. Halbzeit ... die Tiefs der letzten beiden Tage scheinen überwunden.

36. Tag, Abend, 19.38 Uhr. Ich stellte mein Laptop auf den Tisch und schnupperte an meiner Hand. Speziell an der rechten Hand. Ich roch ... außer einem leichten Hauch, der an Lavendel erinnerte ... nichts. Keinen kalten Rauch und schon gar keinen stechenden Nikotingeruch. Nur diese Andeutung von Lavendel. Es war doch erstaunlich, wie lange die chemisch designte Geruchsnote unserer Flüssigseife anhielt. Oder hatte ich das früher nur nach kurzer Zeit schon nicht mehr gerochen? Nicht mehr riechen können vielleicht? Immerhin rochen Nichtraucher nicht nur besser, sie hatten auch einen besseren Geruchssinn. Oder aber, was mit Sicherheit eher zutraf, der Lavendelduft war zu schnell überdeckt vom tief eingefressenen Räuchergeruch ...

Mein Nikotinteufelchen verdrehte nur die Augen und winkte ab. Ich sah ihn gerade wieder einmal sehr deutlich. Er lehnte mit dem Rücken lässig an einem imaginären Weidezaun und betrachtete, einen Stiefelabsatz gegen die mittlere Koppelstange gestemmt, den Cowboyhut nach hinten geschoben und nach Lucky Luke Manier die selbstgedrehte Kippe im Mundwinkel wippend, den Sonnenuntergang.

Mich würdigte er keines Blickes. Dabei wusste ich genau, worauf seine Show abzielte – wieder mal auf die Erinnerung an die guten, alten Zeiten. An die Zeiten, als ich die Sonnenuntergänge selbst noch mit heiligem Rauch würdigte und sie somit in eine stimmige Symphonie aus visuellen, sinnlichen und gustatorischen Eindrücken verwandelte. Ein Gläschen Wein mit meiner Frau am Strand, dazu eine gute Zigarette …

So wie er es gerade in meiner Gedankenwelt tat. Wobei … ich konnte bei ihm weder einen sinnlichen noch einen gustatorischen Part erkennen. Fehlte mir dafür die Fantasie?

Wie auch immer. Da war keine liebevolle Nikotinteufelin bei ihm. Ich sah nicht einmal ein Gläschen fachkundig vergorenen Traubenmosts …

Letztendlich war es wohl doch wieder nur eine furchtbar billige Nummer von ihm. Ich erwiderte sein herablassende Kopfschütteln und knurrte: „Wenn du Clown mich schon mit sentimentalen Erinnerungen packen willst, dann bastele gefälligst ein hollywoodreifes Stück Kopfkino zusammen! Mit deiner B-Movie-Variante langweilst du mich!"

Durchschaut verschwand das Teufelchen aus der Kulisse. Was übrig blieb, war ein sich real andeutender, traumhaft schöner Sonnenuntergang, den ich, nicht nur ohne Zigarette, sondern auch mit einem minimalen Verlangen danach, genießen würde.

Anmerkung – nur für den Fall, dass ich es vergessen haben sollte, wenn ich mir diesen Text in Wochen oder gar Monaten selbst noch einmal ansehe: Gustatorisch habe ich gerade mit einer Suchmaschine im Internet als Synonym für „geschmacklich" entdeckt. Das Wort klang einfach besser … und war mir somit eine willkommene Bereicherung des Wortschatzes.

### 37. Tag / 16. Tag *ohne* Nikotinpflaster

Status: Eine klare Definition meines Zustands? Die fiel mir heute schwer. Nicht so gut wie gestern würde ich sagen …

„*Gott sei Dank*" wuchs da eine Kraft in mir heran, die mir half, meinem Nikotinteufelchen zunehmend leichter zu widerstehen. Dachte ich zumindest heute Morgen und gleich darauf, wie leichtfertig mir diese historisch überlieferte Redewendung im täglichen Sprachgebrauch „rausrutschte". Wieder und wieder, als Atheist.

Ja, ich weiß, einerseits schwatzte ich mit meinem imaginären, nikotingelben Alter Ego und dichtete ihm sogar ein höllisches Aussehen an, qualifizierte es quasi zu einem teuflischen Geist in mir, und andererseits wehrte ich mich weiterhin vehement, an religiöse Sachen zu glauben. Das passte nicht zusammen …

Oder doch? Reichten etwa rauchfreie 37 Tage, wovon gerade mal 16 Tage wirklich nikotinfrei waren, um meine „heidnisch" atheistischen Grundsätze ins Schwanken zu bringen?

Natürlich nicht! Ich glaubte bisher nicht an Gott und werde das auch in Zukunft nicht tun. Wenn ich mein zigarettenfreies Abo überstehen und es damit schaffen sollte, mich von den Zwängen dieser Sucht zu befreien, dann würde das, verflucht und zugenäht, nur aus eigener Kraft geschehen. Ohne höheres Wesen. Basta!

Ein Nachteil war natürlich, dass da auch dann niemand sein würde, dem ich die Schuld in die Schuhe schieben könnte, wenn es nicht gelingen sollte …


**38. Tag / 17. Tag *ohne* Nikotinpflaster**

Status: Definitiv nicht so gut wie vorgestern!

Das Auf und Ab begann mich zu nerven! Mal war die Gier weg, dann wieder da. Unbefriedigt … bis jetzt. Ging es eigentlich, konnte ich es irgendwie bewerkstelligen, zu rauchen, ohne richtig zu rauchen?

Das war keine fixe Idee. Eher eine überaus dringende Frage, denn auch heute am Morgen des 38. Tages, war mein lästig-lüsternes Verlangen nach „Räucherstäbchen" noch immer nicht überwunden!

Als Alternative meinte ich natürlich nicht diese e-Zigaretten oder diesen neumodischen Verdampferkram. Das Zeug war für mich schon immer eher vergleichbar mit Muschelnudel-Hühnersuppe aus der Dose …

Obwohl, nein, die schmeckte halt einfach nur nicht. Okay, dann vielleicht mit einer Kneippkur in Gummistiefeln? Also mit *Waschen ohne sich nass zu machen*?

*Aber das traf es auch nicht, also … ja, genau, das war wie Kapselkaffee trinken!*

Kapselkaffee! Kaffee, mein geliebtes Naturprodukt, wurde unter Aufwendungen von Arbeitskraft und Energie in einen umwelttechnisch katastrophalen, sinnlos kleinen Behälter gestopft, und es wurden extra designte, quietschbunte oder edle, auf jeden Fall hippe Kaffeemaschinen hergestellt, die nur mit diesen Kapseln funktionierten. Und das alles nur, um den Wert und damit den Gewinn mit dem oben genannten Naturprodukts zu verhundertfachen.

Und die Umwelt? Ganz einfach, die Kartons, die Umverpackungen, die Kapseln und auch sonst der ganze Schrott, bekamen einen grünen Punkt. Es konnte also nicht so schlimm sein mit der Umweltbilanz dieser gewinnorientierten Umweltsünde …

Nach einem kurzen, wiederholten Gedanken an e-Zigaretten fiel mir auf, dass sowohl diese als auch der wütende, gedankliche Umweg über den blödsinnigen Kapselkaffee nichts anderes als selbstgewählte Ablenkungen waren. Es gab keine Alternative! Rauchen ohne zu rauchen ging nicht.

Ich hoffte daher, dass der Suchtbolzen in mir in absehbarer Zeit, spätestens jedoch in den nächsten 32 Tagen aufgeben würde, denn noch immer ertappte ich mich bei dem Gedanken, ob ich nicht doch im nächsten Supermarkt meines Vertrauens anhalten sollte …

### 39. Tag / 18. Tag *ohne* Nikotinpflaster

<u>Status:</u> Suchtlevel scheinbar fallend, Beständigkeit ungewiss.

Wochenendfrühstück, lecker Rührei und Kaffee, knusprige Brötchen … draußen lacht die Sonne und taucht den Garten nach einer Nacht mit tropisch anmutenden Temperaturen in ihr goldenes Licht. Da würde doch die Zigarette auf der Terrasse zur 2. Tasse doch wunderbar …

Okay, du hässlich gelbes Teufelchen, für diese Idylle habe ich ein Gegenstück, gewissermaßen eine invertierte Situation zur eben beschriebenen. Also, ich biete dir heute, am 39. Tag, folgendes desillusionierende Start-Bild für eine weniger gute Konstellation: Winter, Sturm, Schneetreiben und arschkalte Minus 15 Grad, nachts weiter fallend. Erlebt habe ich das auf einer Dienstreise, in Rumänien, im letzten Jahr. Die Straßen waren innerhalb von Minuten meterhoch mit Schnee verweht, ein Durchkommen ermöglichten nicht einmal der Allradantrieb des SUV oder die eingesetzten Schneefräsen. Das Ende vom Lied war, dass aus Bukarest kein Weg hinausführte und dass ich das Ziel an diesem Tag nicht mehr erreichen würde. Was folgte, war eine ungewisse Übernachtung im Hotel und viel Zeit zum „totschlagen". Ungewiss deshalb, weil weder Sturm noch Schnee nachließen, die Straßen weiterhin unpassierbar zu machen, und ich auch nicht unbedingt Lust hatte, das kommende Wochenende in Rumänien zu verbringen.

Geraucht wird übrigens auch in rumänischen Hotels nicht mehr. Dafür muss man hinaus in die Kälte. Für jede Zigarette …

Auch später dann, aus dem warmen Zimmer in der 15. Etage. Über den dämmerigen Flur, mit dem Aufzug nach unten, durch die immer noch warme Empfangshalle und dann …

Also echt, das war kein Spaß! Da überlegt man sich, ob die dann wegen der Kälte schnell gerauchte Gute-Nacht-Zigarette diesen stressigen Aufwand wert ist.

So, du lächerliches Nikotinteufelchen, ätsch, da hast du's! Mein Bild war dann ja wohl um Klassen besser. Die eiskalten, rumänischen Wintererinnerungen haben deinen sentimental rauchigen Sommermorgentraum mit Schnee und Sturm durcheinander gepustet und nichts davon übriggelassen …

Jedenfalls im Moment nicht.

## 40. Tag / 19. Tag ohne Nikotinpflaster

<u>Status:</u> Suchtlevel weiter fallend, Beständigkeit leider immer noch ungewiss.

Gestern am späten Abend zog noch ein mächtiges Gewitter auf. So richtig heftig deftig, mit teuflisch vielen Blitzen und laut rumpelnden Donnern. Die dunkel drohenden Wolken hingen über und rund um unser Dorf und entluden, begleitet von theatralisch lauter Akustik, ihre Elektrizität. Letztendlich war's viel Krach um nichts, denn leider kam nicht einmal soviel Wasser herunter, wie nötig gewesen wäre, um den durstigen Bäumen, Büschen, Blumen und sonstigen Pflanzen wenigstens für einen Tag genügend lebensspendendes Nass zukommen zu lassen.

Es war, als ob der große Teufel, also der ältere Bruder des kleinen Nikotinteufelchens, mir aus Rache für meine rumänische Winterstory zeigen wollte, welche Wetterkapriolen er auch in unseren Längen- und Breitengraten anrichten konnte.

Andererseits … das Wetter war doch gar nicht sein Zuständigkeitsbereich, oder?

Wie auch immer. Lustig war nur, dass auch der große Bruder nicht mitgedacht hatte. Denn, nur so nebenbei, mit einer gemütlichen Zigarette auf der Terrasse wäre es bei diesem stürmischen Naturschauspiel echt nicht weit her gewesen! Die Verlockung war also recht mager und die Amtshilfe für den kleinen, gelb gehörnten, wenn als solche gedacht, verpuffte höllisch schlecht durchdacht …

Immerhin, etwas geregnet hatte es ja doch. Ausreichend zumindest dafür, dass der Morgen etwas erfrischender war, als die hochsommerlich tropischen Morgen davor. Trotz der, bedingt durch die gewittrige Schwüle im Haus, nicht ganz so schlafintensiven Nacht, war der Start in den Sonntag also gut. Und nach dem Frühstück wurde der 40. rauchfreie Tag sogar noch zunehmend besser. Seit langer Zeit verschwendete ich erst den fünften, wenn nicht sogar erst den sechsten Gedanken daran, dass es doch jetzt fein wäre …

Und so blieb es bis zum Abend. Was möglicherweise auch am Besuch meiner Enkelin lag. Knapp über ein Jahr alt, niedlich, aktiv und für fast alles zu interessieren, was mit Essen, Tieren, Steinchen, Wasser und Spielen zusammenhing. Also ab in den Streichelzoo, Ziegen, Schafe, Kaninchen, Esel und anderen Tiere zuwinken und Handküsschen verteilen, schaukeln und rutschen, andere Kinder bestaunen, lecker Wiener essen, von Omas Eis naschen, und anschließend noch an den Badestrand fahren … tja, Nikotinteufelchen, gegen diese kleine Lady hattest du echt keine Chance. Ehrlich! Ich habe nicht mal an dich gedacht, wenn ich ehemals artverwandte Süchtlinge genussvoll an ihren Tabakröllchen saugen sah …

Aber halt, klar, jetzt fällt's mir wieder ein! Einmal dachte ich doch an dich. Wenn auch nur kurz und in der Hinsicht, froh zu sein, dich endlich los und damit frei von den durch dich verursachten, gesellschaftlichen Zwängen zu sein. Und das war, dreimal darfst du raten, im Streichelzoo. Klar, die Leute hatten mitgedacht. Hochsommer, Trockenheit, und die Lage mitten im Wald, das passte nicht mit auf den Wegen dahinschlendernden Rauchern zusammen.

Aber gut, sieht ja auch besser aus, wenn die Süchtlinge ihrem Hobby in kollektiver Ansammlung auf der gepflasterten Terrasse nachkommen. Und ich durfte überall und wo ich wollte „Nichtrauchen".

## 41. Tag / 20. Tag ohne Nikotinpflaster

<u>Status:</u> Suchtlevel weiterhin fallend, Beständigkeit leider immer noch ungewiss.

Montag. Der Morgen nach einer wahren Tropennacht oder, um es anders zu sagen, nachts war's viel zu warm zum Schlafen. Trotzdem der Deckenventilator schon auf Stufe 2 lief! Und jetzt, um 7.00 Uhr in der Früh, sind es auch schon wieder, bzw. immer noch, moderate 22 °C.

Egal, sicherlich will keiner wissen, wie die Nacht war – da raucht sowieso so gut wie niemand. Der Tag war interessant, mit anderen Worten die potenziell rauchaktive Zeit!

Also, wie ging es mir nach dem Aufstehen? Gemessen an der frühen Tageszeit – Super! Jedenfalls … soweit, wie es mir nach nur ein paar Schlucken Kaffee um diese Zeit halt gehen konnte. Zunehmend besser sogar, mit jedem weiteren Schluck …

An eine Zigarette hatte ich auf dem Weg zum Wagen und auch während der Fahrt in die Firma zwar gedacht, aber ehrlich gesagt, eher bei- und nicht zwangsläufig. Mehr so im Selbsterkundungs-Modus. Oder, um es für User und

Freunde von Windows-Rechnern plastischer zu sagen: Die Systemanalyse wurde durchgeführt.

Klar, das musste ich ehrlich vor mir selbst zugeben: Auch heute, am 41. Tag, hätte ich, mit weniger Selbstdisziplin und einem dadurch gestärkten Nikotinteufelchen, sofort zugegriffen und mir ein Zigarettchen „reingezogen". Letzteres im wahrsten Sinne des Wortes. Wenn mir jemand so ein Tabakröllchen angeboten hätte. Oder ich eines in der Tasche gehabt hätte. Glücklicherweise blieb ich vor beiden Versuchungen verschont und konnte somit in aller Ruhe erforschen, wo ich denn nun gerade die größte Auswirkung des zwar schwachen, aber immer noch vorhandenen Verlangens verspürte.

Die Antwort, auf die ich nach mehreren Analysedurchläufen kam, fand ich erstaunlich. Ohne diese „Feldforschung" befragt hätte ich sofort ‚im Kopf' gesagt, aber dem war nicht so. Ein Stück tiefer fand ich die unverbesserliche, dem Nikotinteufel hörige, widerborstige Stelle. Jedenfalls für diesen Moment der stattfindenden Systemanalyse.

War das möglich? Gab es da einen kleinen, bis dato unbekannten Ort in meinem Körper, der sich, einem kleinen, gallischen Dorf in einer berühmten Comicserie gleich, rebellisch allen Versuchen meines Hauptes widersetzte und alten Göttern huldigte?

War es wohl. Ich meine klar, mein Kopf sagte ‚Nein', in einem der Hinterstübchen desselben saß derweil der kleine, gelbhäutige und nach Nikotin stinkende Vertreter der Hölle und sagte ‚Ja', und stichelte insgeheim, diesen kleinen, unauffälligen Ort begünstigend, maulte griesgrämig oder lockte honigsüß …

So ein Verräter! Woraus der Zaubertrank dort bestehen musste, war mir sofort klar. Andererseits verständlich, denn irgendwo mussten die Aromasubstanzen und der Teer aus den vielen, vielen Zigaretten und Tabakpfeifen, die ich ‚verzehrt' hatte, ja geblieben sein.

Um der Sache näher zu kommen, versuchte ich den Ort erst einmal zu lokalisieren. Zunächst schluckte ich einmal. Einfach so, trocken. Auf jeden Fall jedoch bewusst auf alle Details achtend. Aber da war nichts. Nein, da regte sich echt nichts. Als Nächstes versuchte ich es mit Abtasten. Zum Glück saß ich allein im Wagen. Also, vom Brustbein aufwärts, erst hart, dann weicher nach innen, knorpelig und eindeutig die Luftröhre, darüber etwas Weicheres darum herum, wenn ich mich recht erinnerte die Schilddrüsen, und dann kam da schon der Kehlkopf, auch wieder knorpelig …

Als ich mich aus Versehen räusperte, kam ich unerwartet der Sache näher. Die gesuchte Stelle kam aus der Gegend um den Kehlkopf, vielleicht sogar aus diesem selbst!

Da wo – auch wenn das jetzt vielleicht doch etwas ekelig klingt – beim Räuspern und hüsteln der salzig schmeckende Schleim zusammenläuft, den die Lunge im Selbstreinigungsmodus mühsam aus den Bläschen wieder herausgequetscht und dann den fein verästelten Weg nach oben geschubst, gequetscht und gehus-pustet hatte.

Seltsam! Warum zur Hölle moserte dieser Knorpelklumpen nun und versuchte, den bisher vom Kopf mit allen Mitteln gegen gut gemeinte Ratschläge behaupteten Selbstvernichtungsmodus mittels Zigarettenrauch beizubehalten? Gerade der, der, sobald es ihm mal zu rauchig wurde, zickig die Stimmung vermasselte, indem er die Stimmbänder zwang, das Tönen einzustellen und statt klarer Wort nur noch geröcheltes Krächzen hervorzubringen, müsste doch vor Freude über die saubere Luft laut Hurra schreien und dem Nikotinteufelchen, wo es nur ging, ein Bein in den nikotinverschmierten Weg stellen.

Schade, dass ich das Knorpelstück nicht nach seinen Beweggründen fragen konnte … aber gut zu wissen, wer oder was da in mir mit und wer oder was gegen mich und meinen 70-Tage-Plan spielte!

## 42. Tag / 21. Tag ohne Nikotinpflaster

<u>Status:</u> Ich beginne zu philosophieren – das heißt dann wohl, es geht mir gut.

Heute am Morgen, noch im Bett, sagte ich zu mir: ‚Hey, 42. Tag, ich begrüße dich! Wenn ich dich ‚überstehe', dann habe ich ganze 6 Wochen lang nicht geraucht!'

Ein echtes Hochgefühl. Ich hätte mich selbst küssen können, überließ das jedoch lieber meiner Frau, die sich mit mir freute.

Ja, wirklich, so langsam begann meine Brust zu schwellen. Ich meine im übertragenen Sinn, denn real sichtbar ... na ja, da müsste ich dann wohl doch etwas mehr Sport treiben. Und wenn doch sichtbar, dann lag es auf jeden Fall eher daran, dass ich zunehmend stolzer darüber wurde, meinem Nikotinteufelchen eine Abfuhr nach der anderen zu erteilen, als an der besseren Sauerstoffsättigung meines Körpers.

Okay, zugegeben, der kleine Mistkerl war ein achtbarer, weil einfallsreicher Gegner. Zuweilen sprühte er richtig über vor Fantasy, griff in die Trickkiste und zog gut gewählte Kombinationen biologischer und psychischer Elemente daraus hervor, um mich, einem gehässig kichernden Irrlicht im Moor gleich, zu locken und von meinem gewählten Weg abzubringen. Es machte Spaß, sich an ihm zu reiben, ihm die Stirn zu bieten. Das war kein langweiliger Schlagabtausch, das war richtig Aktion, einem gut gemachten Blockbuster nicht unähnlich, allerdings mit offenem Ende. Also nicht zwangsläufig mit hollywoodreifem Happy End ...

Denn natürlich war es noch nicht vorbei. Die Fragen: ‚Wann ist die Sucht überwunden? Wann ist jegliches Verlangen nach einer Zigarette getilgt? Wie geht es mir wann, in welcher Phase des Abenteuers' und ähnliche waren noch immer nicht alle beantwortet. Und da ich, wenn ich tatsächlich irgendeinmal darüber hinweg sein sollte, Rede und Antwort stehen können wollte, musste ich für heute notieren: Das Verlangen war noch immer da. Kleiner, aber nicht überwunden. Einzig das Wissen, nur eine einzige Zigarette reichte aus, den Erfolg des letzten 6 Wochen platzen zu lassen, hielt mich davon ab, zu rauchen. Wohl auch genau deshalb lockt das mich Nikotinteufelchen, es doch zu tun …

Allerdings, und auch das ist des Notierens wert, fiel es mir zunehmend leichter, seinem stinkenden Charme zu widerstehen. Mein Körper gewöhnte sich daran, ohne Nikotin auszukommen. Das Denken funktioniert wieder – trotz der momentanen, tropischen Hitzewelle! – und auch meine Sensorik schwächelte nicht mehr. Letzteres ist zum Beispiel daran erkennbar, dass geschriebene Worte inzwischen nicht nur wieder alle Buchstaben beinhalten, sondern dass diese auch von meinen Fingern an den rechten Platz gesetzt werden.

Ein Umstand, der sich als schleichender Prozess gestaltete, und mir gerade eben erst auffiel. Vermutlich ist es genau das, was ich anfangs bezweifelte – die Gewöhnung an etwas, was nicht mehr da ist. Die Gewöhnung an einen Verlust scheint möglich zu sein …

Die wichtigste Erkenntnis war jedoch, dass die Gewöhnung erleichtert dadurch wurde, dass ich den vermeintlichen Verlust zunehmend als Gewinn zu betrachtete. Unter anderem als Gewinn an Freiheit. Und genau das war ja meine anfängliche Hauptmotivation – der Gewinn an Freiheit durch die Beseitigung von Zwängen!


## 43. Tag / 22. Tag ohne Nikotinpflaster

Status: Ich habe heute eine Krisensituation ohne Rückfall überstanden, es geht vorwärts!

Die neue morgendliche Routine begann sich einzuspielen. Mir gelang es heute, am Starttag in die 7. Woche der Unabhängigkeit, problemlos und ohne sehnsüchtig an eine Zigarette zu denken, zum Auto zu laufen. Aber gut, wenn ich's recht bedachte, hatte ich auch die Morgen der letzten Tage schon nicht mehr daran gedacht …

Na also, es wurde doch!

Einige Zeit später dann, ich brauchte noch eine Kleinigkeit, ein Brötchen zur Soljanka, die mir meine Frau fürs mittägliche Lunch mitgegeben hatte, hielt ich an einem Supermarkt. Es war ein anderer Supermarkt als der, in welchem mich die Kassiererin schon wegen der früheren Zigarettenkäufe kannte und grüßte.

Allerdings einer, in welchem ich auch schon Geld für überteuertes Kraut gelassen hatte, welches letztendlich als Asche von dannen segelt und nichts anderes hinterließ, als stinkende Finger, Teer in der Lunge, Nikotin im Blut, gelegentlichen Brandflecken im T-Shirt und Steuergeld bei unserem nicht nur in dieser Angelegenheit mehr als scheinheiligen Staat.

Egal, wie auch immer, ich ging hinein, schnappte mir eine Tüte, eine Doppelschrippe, passierte die Gegend mit dem Touchpad für den Zigaretten-Codezettel-Ausgabeautomaten ohne mit ihm in Berührung zu kommen, bezahlte und war im Handumdrehen wieder draußen …

Alles lief super an diesem Tag … bis vorhin, als ich unseren Hauswasserautomaten reparieren wollte. Das gute Stück hatte in den letzten Jahren, immer zuverlässig und ohne zu murren, das Wasser aus unserer Regenwasserzisterne in die entlegensten Ecken des Gartens befördert, um dort im Sommer die Pflanzen vor dem Verdursten zu bewahren. Und gerade im Moment war so etwas von Hochsommer … es pressierte also!

Ein Teil, die Membran des Druckausgleichsbehälters, welche ich als defekt erkannt hatte, war, pünktlich geliefert worden und mit dem bereits parat liegenden Werkzeug schnell montiert. Im nächsten Schritt wollte ich das Druckluft-Polster hinter der Membran auffüllen, also, einfacher gesagt, mit einer Pumpe auf der trockenen Seite der Membrane Luft aufpumpen. Bei 37 °C im Schatten. Mit einer Fußpumpe.

Im nächsten Moment – wobei mit Moment hier schon ein länger gefasster, sehr schweißtreibender Zeitabschnitt gemeint ist – lag das Hauswasserwerk nebst Kessel im Auto und ich fuhr damit zur Tankstelle. Druckluft hieß das Zauberwort. Immerhin hatte so ein Kessel doch etwas mehr Volumen, als ein Fahrradreifen ... und noch mehr, wenn das Dingens leck war!

Nach einem weiteren Versuch, mit einer Zusatzdichtung der Sache Herr zu werden, musste ich letztendlich feststellen, dass der Behälter selbst an einer schlecht einsehbaren Stelle gerissen und damit jeder weitere Dichtversuch zum Scheitern verurteilt war.

Ich schwitzte inzwischen wie ein Borstentier. Die Zunge klebte am Gaumen, es wurde bereits dämmrig und die Kürbisse waren immer noch nicht gegossen! Da kam mir die Idee, die Pumpe provisorisch, ohne den Druckbehälter und damit ohne funktionierenden Druckschalter, anzuschließen. Das war zwar nicht so komfortabel, also einfach Wasserhahn aufdrehen und Wasser fließen lassen, aber es würde gehen. Und mal eben kurz zwischendurch die Pumpe per Hand am Schalter ein- und auszuschalten war immerhin noch besser, als das Wasser in Eimern zu schleppen.

Gesagt getan, die zum Druckbehälter führenden Öffnungen an der Pumpe verschloss ich mit Blindstopfen, montierte sie in den Schacht, schaltete sie ein, wieder aus, nahm einen Blindstopfen wieder heraus, füllte die Pumpe mit Wasser ... und wollte gerade den Blindstopfen gerade wieder einsetzen, als mir dieser aus der Hand rutschte und auf Nimmerwiedersehen im Dunkel des Schachts verschwand ...

Ich habe auch an diesem Abend nicht wieder damit angefangen, zu rauchen. Meinem Nikotinteufelchen, das meinen inzwischen auf das Vierfache angeschwollenen Hals als Brückenkopf nehmen und die verbliebene Abwehr im Sturm kippen wollte, zeigte ich den schmutzigen Mittelfinger, nahm mir ein kaltes Bier aus dem Kühlschrank und überlegte die verbliebenen Optionen.

Viele gab es nicht. Der verschwundene Blindstopfen war der letzte seiner Art. Ohne Verschluss brauchte ich die Pumpe nicht starten. Die Kürbispflanzen ließen ihre großen Blätter hängen. Ich begann aufzuräumen …

Plötzlich fiel mir der Flansch des Druckbehälters in die Hand und das Manometer daran stach mir ob seines Gewindedurchmessers geradezu ins Auge … das passte!

Nachdem ich die Kürbisse gesprengt und den Rest des Bieres getrunken hatte, war der Abend für mich gelaufen. Letztendlich gut gelaufen. Was die Pumpe betraf zwar nicht optimal, aber in Bezug auf mein Vorhaben war ich mehr als zufrieden. Immerhin, wenn ich eine solche Krisensituation, die früher wenigstens eine halbe Schachtel Tabakröllchen gekostet hätte, ohne Rückfall überstand, dann … hey, was sollte da noch groß passieren?

Nebenbei bemerkt, nur zur Erinnerung, ich musste mich auch heute, am 43. Tag, immer noch bewusst dafür entscheiden, nicht zur Zigarette zu greifen. Die Lösungsvariante schlug mir mein suchtverwöhntes Alter Ego, mein Nikotinteufelchen, nämlich immer noch vor. Es ist also noch lange nicht ausgestanden!

## 44. Tag / 23. Tag ohne Nikotinpflaster

Status: Lob bestärkt, und fitter fühlte ich mich heute auch. Es geht immer noch vorwärts!

„Gratulation, dann hast du es ja geschafft! …"

Hatte ich? Hatte ich wirklich?

Ja, der, der mir da gratulierte, der hatte es geschafft. Seit vielen Jahren rauchfrei. Und eigenen Angaben zufolge, die ich mit meinen Beobachtungen tatsächlich bestätigen konnte, von einem Tag auf den anderen.

Nun ja, das geht ja auch nicht anders. Weder auf Etappen, noch mit der Reduzieren-Methode, noch mit der Einteilungsmethode, noch mit … weiß der Geier!

Auch wenn ich mir sicher war, dass ich es noch nicht endgültig geschafft hatte – immerhin geisterte auch heute, also am 44. Tag, noch ein Gutteil Appetit auf „einen lecker Rauch" durch die vom Nikotinteufelchen bewohnten Hinterstübchen meines Kopfes, machte mich diese Anerkennung doch schon ganz schön stolz.

Außerdem tat es auch unwahrscheinlich gut, von dem Anderen, von dem erfolgreichen Aufhörling, zu großen Teilen die gleichen Beweggründe aufgezählt zu bekommen, die mich selbst dazu motiviert hatten, diesen doch recht einschneidenden Schritt zu tun. Auch er hatte „die Schnauze voll", das warme Restaurant mitten in der Unterhaltung verlassen zu müssen und draußen in Regen und Kälte, oder vor dem Boarding im stinkenden „Raucher-Aquarium" des Flughafens schnell eine Kippe durchzuziehen. Schnell hieß, ein langer Zug, der die unschuldig wirkende Tabak-Papier-Konstruktion von einer Sekunde auf die andere, fast wie in alten Comics, in einen einzigen, langen Glutstreifen verwandelte. Das hatte nichts mit Genuss zu tun, das war die pure Sucht, die treibende Angst, jetzt für so- und solange im Restaurant zu sitzen und nicht rauchen zu dürfen. Oder schlimmer noch, im Zug, im Bus oder im Flieger. Ohne Schlupfwinkel, ohne Hintertürchen. Auf kurzen Europaflügen ging das ja noch an, auf Flügen an Westasien und Nordafrika gerade noch so. Schwieriger wurde es dann bei Flügen nach Südostasien und Amerika …

Nach dem kurzen Talk über die Vor- und Nachteile des Rauchens und Nichtrauchens gestärkt in meiner Absicht, die 10 Wochen durchzuziehen, kam ich dann vorhin daheim an. Im Überschwang spielte ich mit Peaches, unserer 3-jährigen Bolonkahündin. Nicht drinnen, sondern draußen im Garten. Nicht im Sitzen oder Liegen, sondern nach langer Zeit mal wieder rennend. Und das bei dieser Hitze. Und …

Wahnsinn! Macht sich die höhere Sauerstoffsättigung des Blutes schon nach so kurzer Zeit durch eine spürbare Besserung der Kondition bemerkbar? Ich meine, nicht dass ich nun unbedingt schneller gewesen wäre, als unsere Knuddelbärmaus. Aber na ja, sagen wir's mal so, außer dass ich beinahe zerflossen wäre, ähnlich einer gestrandeten Nixe – in meinem Fall natürlich in Schweiß und nicht in Meerschaum – hätte es von der Puste her durchaus noch weitergehen können!

## 45. Tag / 24. Tag ohne Nikotinpflaster

<u>Status:</u> Die Qual des Verzichts sinkt und schafft Platz für analytische Gedanken …

Herzlich willkommen, 45. Tag! Nein, natürlich hat sich nicht grundlegend alles verändert, nur eben soviel, dass ich den schönen Hochsommertag trotz der mediterran heißen Backofenluft schon vom morgendlichen Start an genieße. Ob ich noch ans Rauchen denke? Na klar doch, mache ich. Und das nicht zu wenig. Es zu verleugnen würde bedeuten, mich zu belügen …

Zugegeben, ich habe schon öfter drüber nachgedacht – sorry, natürlich ohne das sofort hier zu notieren – ob ich ohne dieses Tagebuch überhaupt noch an die Raucherei denken, meinem Nikotinteufelchen überhaupt noch lauschen würde. Vielleicht würde ich ja schon glücklich und frei meinen neuen, rauchfreien Status genießen. *Oder … ich hätte gar nicht erst solange durchgehalten!*

Fakt ist – und ich denke, das geht allen Menschen so, die sich nicht schon selbst aufgegeben haben – ich brauche Abwechslung. Mal ab und zu etwas Neues. Das muss jetzt nicht unbedingt gleich ein neues Auto sein, nein, ich bin genügsam. Das Update des Navigationssystems reicht mir ja schon. Oder der Gedanke, dass ich etwas schaffen kann, an einem meiner Romane schreiben, fotografieren, ein Shooting, eine Fotoserie bearbeiten, oder ganz was anderes, einfach nur etwas bauen, mit den Händen arbeiten, wie zum Beispiel letztens das Hauswasserwerk der Zisterne reparieren …

Worauf ich hinaus will? Ganz einfach. Anfangs ließ mich die Aufregung über das Rauch-Aufhör-Abenteuer kaum schlafen. Meine Gefühle waren dermaßen in Aufruhr, dass ich keinen klaren Gedanken fassen konnte. Hinzu kamen dann später noch die Auswirkungen des Nikotinentzugs, der sich neben körperlichen Defiziten obendrein auch noch auf die geistige Ebene auswirkte. Viel Fantasie für meinen Roman blieb da nicht über …

Aber mit dem Tagebuch hatte ich die Möglichkeit, etwas zu schaffen! Und wenn es ‚nur' die Notizen darüber waren, was mit mir wann geschah und was ich dabei dachte. Die Auseinandersetzung mit dem Thema, Gedanken zum Für und Wider. Jeden Tag einen Eintrag, anfangs lästig, zunehmend eine Herausforderung, letztendlich jedoch – jetzt müsstest du sehen, wie ich nachdenklich ich meinen Freitagabend-Whisky schwenke! – ja, vermutlich ist es so, dass mich die Einträge in dieses Logbuch erst dazu motivierten, mit meinem Versuch, dessen Ende noch immer offen ist, weiterzumachen.


### 46. Tag / 25. Tag ohne Nikotinpflaster

Status: Ich stelle mich den Reizen des Rauchgenusses und widerstehe …


Vorhin grinste mein Nikotinteufelchen erwartungsvoll. Die dünnlippigen Mundwinkel spannten sich ungelogen von einem Ohrläppchen bis hinüber zum anderen. Die Augen leuchteten, die Zähne blitzten. Jedenfalls soweit es der gelblich bräunliche Belag darauf zuließ.

Der Hoffnungsträger des Teufelchens – und das im wahrsten Sinn des Wortes – war eine Rauchwolke, die mich zum Schnuppern brachte. Sie kringelte sich, frisch und würzig duftend, von einer glühenden, gerade frisch angesteckten Zigarette und zog, von lauen Sommerlüftchen getrieben, schräg über den Tisch, vorbei an eiskaltem Bier und ebenso temperierten Radler, streifte meine Nase und verschwand dann im wilden Wein hinter mir, der den Pavillon zunehmend einschloss und aus ihm einen nahezu romantischen, auf jeden Fall aber wunderbar schattenspendenden Platz machte. Der Rauch roch nicht ekelig. Eher appetitlich und für mich auf jeden Fall leckerer, als weihnachtlicher Weihrauch …

Bei meinem letzten Gedanken hatte das Nikotinteufelchen begonnen, noch mehr zu grinsen. Konternd grinste auch ich und nahm ihm den Wind aus den Segeln: „Der Rauch, mein kleines, umsonst hoffendes Teufelchen, verführt mich nicht mehr! Er könnte noch so köstlich schnuppern, er interessiert mich nicht – ich freue mich nur darüber, dass er mich nicht anwidert. Denn genau das wollte ich erreichen!"

Exakt das war der Punkt. Ich wollte aus mir heraus so stark werden, dass mich der Kram nicht mehr interessiert. Die kommenden, restlichen Tage des Abos nicht, und, je nachdem wie ich mich entscheiden würde, danach dann auch nicht mehr. Sollte doch um mich herum rauchen, wer wollte! Kein Kommentar meinerseits sollte ihn daran hindern!

Einer der Hintergründe dafür war, dass ich Leute, die mir ihre Meinung aufzudrängen versuchten, noch nie ausstehen konnte. Und nun wollte ich auf keinen Fall selbst zu so einem Musterexemplar werden. Echt jetzt, Ex-Raucher auf dem heiligen Pfad der streitsüchtigen Missionierung sind doch das letzte. Bis gestern selbst noch Kettenraucher versuchten sie Tags darauf den friedlich vor sich hin rauchenden Mitmenschen ihren neuen Glauben mit zu Schwert geschliffener Zunge ‚näherbrachten'. Schrecklich!

Eine schöne Geschichte zu diesem Thema passierte mir selbst vor einigen Jahren. Am Strand der Ostsee, in der Nähe von Heiligenhafen. Wir, also meine Frau und ich, lagen am Strand. Kam und wird auch in Zukunft nicht oft vorkommen, zuweilen jedoch …

Egal, der Strand war eher übersichtlich bevölkert, was vermutlich auf das nicht gerade umwerfende Wetter zurückzuführen war. Oder um es anders zu sagen – wenn sich die paar Hanseln, die am Strand waren, gleichmäßig auf diesem verteilt hätten, dann hätten sich zwischen den hoheitlichen Strandburgen bequem ganze Schulklassen tummeln können, ohne dass für die Kaffeetassen der älteren Strandbesucher die Gefahr bestanden hätte, beim Ballspiel eventuell umgekippt oder mit Sand verunreinigt zu werden.

Einige Zeit nach uns kam ein weiteres Paar und legte sich in die – gemessen an der Weite des Strandes – beinahe schon als Intimzone einzuordnende Umgebung unserer Stranddecke. Was ja auch erst einmal kein Problem war. Erst einmal … dann jedoch schnell zu einem wurde. Nämlich in dem Moment, als ich mir ein Tabakpfeifchen stopfte und, vermessen wie ich war, auch noch anzündete und rauchte!

Im Folgenden erklärte der Herr – in hörbarer Nähe und dann auch noch so laut, dass wir, ob wir wollten oder nicht, mithören mussten – seiner Partnerin, wie unhöflich Raucher doch waren. Rücksichtslos. Eine Gefahr für die Gesundheit ihrer Mitmenschen. Verbieten müsste man das einfach …

Sauer wie ich war, immerhin hätte uns dieser Blödmann ja nicht so eng auf die Pelle rücken müssen, erklärte ich meiner Frau nun – was sollte ich tun, er hatte ja nicht mich direkt angesprochen! – dass es immer wieder besserwissende Flegel gäbe, die sich bewusst in Gefahr begeben, sich dann lauthals darüber beschweren, und es gerade damit herausfordern, dass ihnen … ein Malheur passiert.

Fazit dieser Aktion war, das ich aus Trotz mein nun nicht mehr schmeckendes Pfeifchen zu Ende rauchte und dabei dem leichten Wind möglichst dicke

Wolken des teuren, mit Vanillearoma versehenen Tabakqualms übergab, auf dass er sie diesem Ekelpaket da hinter mir um die Nase wehen möge …

Natürlich achtete ich als Raucher darauf, niemanden zu belästigen. Die 80er, in denen das wahrlich niemanden interessierte, waren schließlich lange vorbei. Heutzutage war es schließlich selbst für mich als Raucher unvorstellbar geworden, in einem Restaurant zu rauchen. Und da, wo ich es noch erlebte, störte es mich regelrecht.

Fazit ist und bleibt jedoch, dass es nichts Schlimmeres gibt, als militante Nichtraucher. *Oder … war das bei „denen" vielleicht die Angst, verleitet zu werden? Weil sie nicht aus freiem Willen aufgehört hatten vielleicht? Wirkt etwa die Hypnose nicht mehr? Oder die „Kopfwäsche"?*

## 47. Tag / 26. Tag ohne Nikotinpflaster

<u>Status:</u> Meine Geschmacksknospen erholen sich zunehmend und eröffnen vergessen geglaubte Quellen des Genusses …

Der heutige Sonntag wäre es in der Tat nicht unbedingt Wert gewesen, in diesen Notizen verewigt zu werden. Jedenfalls bis vorhin nicht. Die heilige Zigarette nach dem Frühstück fehlt mir nicht mehr. Danach selbstverständlich auch nicht. An freien Tagen fiel es mir früher als Raucher auch schon bedeutend leichter, weniger, oder auch mal „ganz viel weniger" zu rauchen. Gar nicht, nun ja, das wäre damals nicht möglich gewesen, aber … aber heute! Ein schöner Spaziergang durch den Wald, ein lecker Eis am Stiel, später dann Kaffee im Garten … und so weiter, Seelenentspannung halt. Doch dann kam es, das Geschmackserlebnis und gleichzeitig das Ereignis, wodurch dieser Tag für mich die Bedeutung gewann, festgehalten zu werden!

Eingeleitet wurde das tolle Ereignis damit, dass heute mal ich mit Kochen dran war. Da ich das gern tat, war das ja grundsätzlich auch kein Problem und auch nie eines gewesen. Bisher kam es dann allerdings gelegentlich vor, dass ich mich in der Menge der jeweiligen Gewürze vertat. Nicht allzu oft, ehrlich, wirklich nur gelegentlich. Na wie auch immer … jedenfalls geschah das zum einen Teil deshalb, weil ich furchtbar gern experimentiere, zum anderen Teil allerdings garantiert deshalb, weil meine mit Zigarettenteer „zugepfropften" Geschmacksknospen eben nicht mehr die sensibelsten Ratgeber waren! Die Folge war dann eben zum Beispiel eine „schöngeredete", aber eigentlich ungenießbar scharfe Gulaschsuppe, in der tonnenweise kleingehackte Schnipsel von roten Chilischoten dafür sorgten, dass der feine Geschmack der waldfrischen, eben erst gesuchten, leckeren Steinpilze total unterging und alles zusammen nur noch nach einem neuen Rekordversuch für Gerichte im oberen Bewertungsbereich der Scoville-Skala schmeckte.

Nicht so heute. Heute würzte ich nicht nur, sondern schmeckte auch, was ich da tat. Und so kam es dann, dass ich vorhin beim Essen tatsächlich die dezente Thymian-Note im Risotto bemerkte, die sich so wunderbar harmonisch mit dem Geschmack von angeschwitzten Zwiebelwürfeln, grünen Erbsen, Zwiebellauchringen und dem dezenten Hauch von Knoblauch und Sojasauce verband. Und ebenso beim dazu bereiteten Hähnchenbrust-Geschnetzelten in stückiger Tomatensauce – ich schmeckte den Fleischsud vom Anbraten, das frisch geerntete Basilikum, den frisch gemahlenen Pfeffer, Knoblauch und Mozzarella.

Ich schmeckte es und ich roch es!

Das war so … *geil!* Ich bemerkte diesen Umstand zwar nicht zum ersten Mal, aber heute war es einfach nur toll!

So, Sonntagabend und Ende, morgen geht's weiter!

## 48. Tag / 27. Tag ohne Nikotinpflaster

<u>Status:</u> Die Qualen sind vorbei ... war es das etwa schon?

Montag ... super ... der 48. Tag ... und wieder habe ich durchgehalten.

Wenn ich den Tag so Revue passieren ließ, musste ich zusammenfassend feststellen, dass ... ja genau ... dass das Nikotinteufelchen mich in Ruhe gelassen hatte ... ich zwar an eine Zigarette gedacht hatte, allerdings wohl nur deshalb, weil meine Kollegen eine in der Hand hielten und rauchten ...

Nein, echt mal, was soll das jetzt? Spann mein Nikotinteufelchen? Machte der kleine, rauchende Buhmann jetzt etwa vorzeitig schlapp? Ich hatte mir vorgenommen, einen 10-wöchigen, grausamen Fight gegen dieses höllisch anmutende Nikotingebilde auszutragen, hatte ihn mir gelb ausgemalt und als stinkend und gehörnt vorgestellt, mein rauchwilliges Alter Ego soweit umgestaltet, dass ich auf Augenhöhe gegen ihn antreten konnte – und nun?! Da kam nichts mehr. Als hätte er aufgegeben. Die süchtigen Gedanken, die er mir immer wieder mit zarten sentimentalen Seidenfäden vorgesponnen hatte, fehlten mir jetzt genauso wie die biochemischen Sucht-Attacken, die er aus irgendwelchen dunklen Hinterstübchen meines Hirns heraus imitiert hatte.

Oder halt ... war das vielleicht Absicht? Ahnte er vielleicht, wie meine Entscheidungsabsichten standen? Hatte er eine wissenschaftlich berechnete Vorhersage gesehen? Eine in der Art, wie sie die Fernsehsender während der Wahlen marktschreierisch noch lange vor der endgültigen Auszählung der Stimmen mit leuchtend bunten Diagrammen und unter Ausnutzung sämtlicher Formen des deutschen Konjunktivs darboten? Ein Diagramm, welches mein endgültiges Nein bestätigte? Lag dieser Taugenichts daher jetzt in einem der besagten Hinterstübchen in der Hängematte und döste, eine Kippe im Mundwinkel schaukelnd, vor sich hin und lauerte auf den

Augenblick, an dem er mich vor Ablauf der Frist doch noch kalt erwischen konnte?

Ich war mir sicher, dass es so war. So leicht gab der kleine Stinker nicht auf. Ich allerdings auch nicht. Zumal die Karten immer besser wurden und der Geber die weiteren Spiele eindeutig zu meinen Gunsten verteilte. Wie auch immer er das machte!

## 49. Tag / 27. Tag ohne Nikotinpflaster

Status: Ärger provoziert zum Nikotinkonsum – der jedoch löst die Ursache des Problems nicht in Rauch auf!

Happy Jubiläums-Day! Wahnsinn, so schnell gingen 7 Wochen ins Land! 49 Tage, einfach supi! Und damit erfüllt sich zunehmend ein Traum, an dessen Erfolg ich schon nicht mehr so recht zu glauben gewagt hatte. Ein Erfolg, der beflügelte und mir zunehmend Mut machte, weiterzumachen. Natürlich war da die Stimme in mir – nein, ich meine jetzt nicht die des Nikotinteufelchens, ich meine die Stimme der Vernunft! – die mich warnte, jetzt ja nicht und auf keinen Fall leichtsinnig zu werden, denn … *ja genau*! Gestern hatte er noch in der Hängematte gelegen, heute meldete sich mein kleiner Stinker wieder. Unerwartet aber genau mit dem richtigen, sentimentalen Schmus, der, gleich dem Hebel des Archimedes, angesetzt an den Angelpunkt alter Angewohnheiten, das Hirn, dieses schwabbelige Weichei, sofort dazu bringen konnte, alles zu vergessen!

Wusste ich's doch, so schnell lässt der Teufel keine Ruh'! Aber zum Glück war ich mental supergut vorbereitet … und hatte, ehrlich zugegeben und wohl zum Glück, praktischerweise auch keine Zigaretten bei mir!

Im Nachhinein kann ich für mich notieren, dass auch eine Zigarette es nicht zu richten vermag, irgendwelche Dinge paarig zuzuordnen. Vielleicht hätte sie den Frust darüber betäubt, dass es falsch gelaufen war. Mehr allerdings auch nicht. Wenn ich selbst zu dumm dazu war, Bilder mit Nummern einer Liste mit Nummern zuzuordnen und aus dieser heraus die Namen wiederum für die Beschriftung der Bilder zu ziehen, dann … und hey, immerhin hatte ich es bemerkt, bevor es peinlich geworden wäre.

Und – nur so nebenbei gefragt – wenn ich mich, statt mich auf meine Arbeit zu konzentrieren, öfter mit einem Tabakröllchen draußen vor der Tür vergnügt hätte, hätte ich den Fehler dann auch bemerkt?

## 50. Tag / 29. Tag ohne Nikotinpflaster

<u>Status:</u> Ich sah heute besser. Besser gesagt heute fiel es mir auf …

Heute Früh fiel mir auf, dass ich die Zeichen und Ziffern im Armaturendisplay meines Wagens auch ohne Brille erkennen konnte. War das nur Tagesform? Oder besserte sich mein Sehvermögen?

Meine Lesebrille war leider vor einiger Zeit schon zu einem unverzichtbaren Accessoire geworden. Begonnen hatte es damit, das Kleingedruckte zu entziffern. Schleichend erweiterte sich ihr Einsatzgebiet von Jahr zu Jahr. Aktuell benötigte sie bereits dafür, um überhaupt noch lesen zu können. Und eben auch dafür, die kleinen, in lustiger Unschärfe verschlüsselten Leuchtkleckse im Armaturendisplay zu dechiffrieren. Wobei ich die größer angezeigten Werte ja zuweilen auch noch ohne Sehhilfe entziffern und ihrer Bedeutung zuführen konnte. Immerhin, wenn auch nicht gerade klar und deutlich.

Gut, natürlich wusste ich, dass mittig des rechten Display-Kreises der Durchschnittsverbrauch angezeigt wurde. Die Angabe dieses Werts hatte ich schon bei meinem letzten Wagen als Daueranzeige ins Display gezogen und hatte dann irgendwann damit begonnen, den Spaß super sportlicher Anfahrten, zügig angeschnittener Kurvenfahrten und knapper Bremsungen zugunsten einer Fahrweise zu opfern, bei der ich diesen Wert auf ein möglich niedriges Level drücken konnte.

Die Zahl selbst wird gegenüber der kleiner gewählten Schriftart für die Bezug gebende Maßeinheit relativ groß angezeigt. Trotzdem benötigte ich schon seit letztem Jahr eine Brille, um sie zu erkennen. Heute Morgen erkannte ich jedoch nicht nur die Ziffer, sondern auch die Maßangabe L/100km. Mit anderen Worten 5,8 L/100km … der Wert war zwar nicht gerade begeisternd, dass ich ihn jedoch ohne Lesebrille ablesen konnte, stimmte mich versöhnlich.

Aber war das von Dauer? Entzogen sich meine Augen von nun an der bisherigen Geschwindigkeit des Alterungsprozesses?

Wenn ja, muss ich schlussfolgern, dass das Rauchen meinem Körper wohl so sehr auf die Ketten ging, dass er sich keinen anderen Rat mehr wusste, als mich glauben machen zu wollen, dass der Verfall planmäßig voranging, ich meinem zahlenmäßigen Alter entsprechend gefälligst auch nicht mehr allzu viel zu erwarten hatte und sowieso, wie man so schön sagt, schon etwas nach Erde riechen würde …

Ich hoffte, dass es so war und beschloss, die Sache zu beobachten. Nebenbei gesagt, ließen die Schübe des Verlangens mehr und mehr nach. Das Teufelchen schrumpfte wie erwartet. Inzwischen war es für mich schon fast seltsam mit anzusehen, wie die Leute um mich herum rauchend ihre Nikotinsucht befriedigten. In entgegenkommenden Autos sah ich die Stäbchen leuchten, vor dem Supermarkt, auf dem Gehweg, an der Bushaltestelle … zunehmend wuchs in mir der Unwille, in diese Zeiten der Sucht zurückzufallen. Schon mal deshalb, weil es echt seltsam aussah. Warum hatte ich mich damit früher eigentlich so cool gefühlt? Wegen des ach so freien Cowboys aus der Werbung? So ein Blendwerk aber auch, zum Glück war der Mist vorbei!

### 51. Tag / 30. Tag ohne Nikotinpflaster

<u>Status:</u> Ich fühle mich zunehmend leistungsfähiger …

Mein Nikotinteufelchen schwieg heute wieder. Es schmollte schwer beleidigt. Ich glaub' deshalb, weil ich ihm vorwarf, dass die Augengeschichte zu seinen Lasten ging. Und, ganz einfach, weil es so war, im gleichen Abwasch mit hinzufügte, dass der kleine Fiesling mich auch sonst ganz schön plattgemacht hatte. Antriebslos, wenn ich es mit jetzt vergleiche. Lustlos, energielos …

War es das, was mich mein nikotinfreies Probeabo, gewissermaßen mein offiziell immer noch befristeter Ausflug in die „langweilige" Welt der Nichtraucher, lehren sollte? Und das nach nur 53 Tagen, also 17 Tage vor dem Ende des „*beitragsfreien Zeitraums*"?

Scheinbar ja. Vorhin, es regnete bei 37 °C im Schatten – ich glaub', das nennt man Sommerregen – hüpfte ich übermütig durch die großen Tropfen hindurch und dann die zwei flachen Stufen zur Terrasse hinauf …

Ja, richtig, ich hüpfte. Und das freiwillig. Wie schon seit Jahren nicht mehr. Eine Freiheit, die ich mir wohl selbst nahm. Grenzen, die ich mir mit Nebel setzte und sogar noch teuer dafür bezahlte. Nicht nur finanziell.

Irgendwie ist es doch echt schade, dass es nicht wirklich solche Probeabos gibt, solche Reiseausflüge in die abenteuerliche Welt der Nichtraucher. Vielleicht hätte ich dann schon eher Gefallen daran gefunden und wäre beim letzten Versuch nicht letztendlich doch wieder rückfällig geworden.

Warum ich mir die positiven Veränderungen meines Lebens von dieser Nichtraucherzeit her nicht merkte, weiß ich bis heute nicht. Irgendwie fehlte mir wohl die bewusste Wertschätzung der Vorzüge …

Dass jetzt, nach dieser zurückschauend kurzen Zeit, schon solche positive Resultate dabei herausgekommen sind, finde ich super. Und um sie nie wieder zu vergessen, notiere ich sie diesmal auch!

## 52. Tag / 31. Tag ohne Nikotinpflaster

<u>Status:</u> Die größte Sucht ist offenbar überwunden …

Gelegentlich, wenn ich in den letzten Tagen husten musste, erkannte ich im Rachen – Achtung, ekelig! – diesen seltsamen, teerartigen Geschmack, den ich von früher her kannte!

Na toll, ich gab mir die größte Mühe, meinem Nikotinteufelchen vorzugaukeln, dass das alles hier nur eine vorübergehende Maßnahme war, eine kurze Episode gewissermaßen, die dem Erkenntnisgewinn über den nichtrauchenden Gegner diente, und warf mit Begriffen wie „früher" um mich.

Na gut, wie auch immer. Früh am Morgen, dieser Raucherhusten gleich nach dem Aufstehen, der, der mich zum Glück nur gelegentlich gequält hatte, schmeckte ebenso. Nur dass ich jetzt irgendwie das Gefühl hatte, dass sich meine Lunge bereits zu reinigen begann. Ich atmete freier und bekam mehr Sauerstoff. Selbst in der zurzeit extrem stickigen Luft der Hundstage, in denen sich die Wetterfrösche jeden Tag aufs Neue in Höchststufen zu übertreffen suchten und ein tropisch anmutender Hitzerekord den nächsten jagte. Oder beim Treppe steigen – nicht dass ich dabei irgendwann schon größere Probleme bekommen hatte und etwa nach dem 2. Absatz keuchend zusammenbrach oder so – jetzt ging es noch einfacher. Und obendrein blieb dieses lästige Ansäuern der Muskeln in den Oberschenkeln beim schnellen Steigen weg …

Bevor ich jetzt allerdings zu viel Euphorie heraufbeschwor weil ich mich zunehmend wie nach einem Bad im Jungbrunnen fühlte, zum Hochleistungssportler würde ich garantiert nicht mehr werden. Der Zug war schon lange weg.

An was erinnert mich dabei das Wort Zug nur?

Na wie auch immer – also, Hochleistungssport wird's nicht mehr, aber irgendwie steigt die Lust an Bewegung und ich denke, diese Empfindung lässt sich gut befriedigen. Demnächst fahre ich in den Urlaub. Die Fahrräder sind auf jeden Fall dabei. Und der Punching Bag im Schuppen wartet auch darauf, endlich mal richtig verhauen zu werden. Mal sehen, vielleicht drucke ich ein Bild von meinem Nikotinteufelchen aus und klebe es auf den Sandsack … nachdem ich vorher mit gezielten Schlägen die dick verkrustete Staubschicht der angestauten, halbherzigen Vorsätze von seinem schwarzen Leder gesprengt haben würde.

--- mehrere Tage ohne Eintrag ---

## 58. Tag / 37. Tag ohne Nikotinpflaster

Status: Aufhören und Anfangen – der Wille entscheidet.

Wann hatte ich die letzte Notiz eigentlich geschrieben? Vor-Vorgestern? Nein? Echt jetzt, vor 6 Tagen? Nun ja, wie auch immer, die 70 Tage sind eh so gut wie rum. Gerade einmal 12 Tage trennen mich noch vom Ende der zunächst anvisierten 10 Wochen und damit vom Tag der Entscheidung darüber, ob ich mein Probeabo verlängere, gewissermaßen einen langfristigen Vertrag mit dem Nichtraucher-Engelchen eingehe, oder wieder anfange dem Laster zu frönen.

Was ich ganz bestimmt nicht tun werde! Da müsste schon echt einiges passieren!

Das Nikotinteufelchen jedenfalls schien es aufgegeben zu haben. In Lethargie versunken harrte mein interner Fürsprecher der Raucherindustrie dem, was ihn unweigerlich – und diesmal für immer! – erwartete.

Für immer? Die Sache mit meinem Rückfall nach der letzten Rauch-Abstinenz war mir in den letzten Tagen nicht aus dem Kopf gegangen. Schließlich hatte ich begonnen zu analysieren, warum ich meinen damaligen Erfolg so leichtsinnig über Bord geworfen hatte und zurück in die alten Muster verfallen war, die mich schon einmal angestunken haben mussten – denn sonst hätte ich sie ja damals nicht durchbrochen!

Vor einige Tagen – und irgendwie kommt es mir inzwischen vor, als geschah das in einer anderen Welt – schrieb ich: „Aufhören ist schmerzlicher als anfangen." Wie wahr diese Aussage ist, verspürte ich als „Rückfall-Täter" nun schon zum zweiten Mal am eigenen Leib. Aber warum wurde ich rückfällig?

Die Gefahr, diesen Fehler zu begehen, scheint größer als gedacht. Bei mir reichte es schon, gedankenlos mal eben ein paar Zigaretten mitzurauchen. Mein Körper erinnerte sich und peng – alles, was bis eben noch stimmig war, war vergessen.

Doch das ist nicht alles. Denn auf den Punkt gebracht war es wohl einfach nur so, dass ich bei meinem letzten „Erfolg" gar nicht hatte aufhören *wollen*. Tief in mir verwachsen war die Sucht latent erhalten geblieben und hatte nur auf den richtigen Moment gelauert, um dann zuzuschlagen.

Ohne eigenen Willen hatte ich mich zum Spielball psychologisch sentimentaler Vorstellungen sowie bewusst eingesetzter biochemischer Suchtmittel gemacht.

Wie ein den wilden Winden ausgesetzter, steuerloser Kahn auf dem Meer ließ ich mich vom Willen anderer lenken, konsumierte wieder fleißig das Gift, was mich nur weiter in die Abhängigkeit trieb und zahlte die Zeche dafür sowohl in monetärer als wie auch in gesundheitlicher Hinsicht. Was ich dabei körperlich einbüßte, verspürte ich erst jetzt, im zweiten Anlauf gewissermaßen, bewusst. Und das auch nur so nach und nach, denn die Einbußen kamen schleichend. Da musste es, nur so zum Beispiel, schon akut in der Lunge rasseln und pfeifen, um mich zu beunruhigen. Andere Verschlechterungen bemerkte ich zum Teil gar nicht. Oder besser gesagt schon, jedoch erst jetzt, als ich in den letzten 58 Tagen des Aufhörens bewusst darauf achtete, was da mit mir geschah und welche Funktionen meines Körpers sich wieder verbesserten.

Warum ich beim „letzten Erfolg" nicht hatte aufhören wollen, weiß ich nicht mehr. Ehrlich, das habe ich vergessen. Ich weiß nur, dass der Wille fehlte. Als Resümee daraus ergaben sich für mich jedoch folgende Erkenntnisse:

- Wenn ich eine Sucht wirklich bekämpfen will, dann bekämpfe ich sie auch. Allein der Wille muss da sein. Er ist der entscheidende Motor.
- Diesen Willen muss ich selbst entwickeln. Es reichen weder das Wissen um mögliche gesundheitliche Schäden oder gar abschreckenden Packungsbilder aus, noch steigende finanzielle Aufwendungen. Der Willen lässt sich nicht befehlsmäßig aufdrängen, in den Kopf „waschen", oder hypnotisch einpflanzen.
- Pharmazeutische und andere chemische Hilfsmittel verlängern nur das Leiden des Entzugs und heucheln eine Leichtigkeit vor, die jäh zusammenbricht, sobald auch sie abgesetzt werden. Einen Willen lassen sie nicht wachsen.

Ich weiß, das klingt hart, aber es ist so. Ich für meinen Teil habe mich nun bewusst entschieden und weiß auch schon, was ich nach dem Ende meines Probeabos tun werde. Weil ich es will.

Und damit das so bleibt – wir Menschen und ich offenbar im Besonderen sind ja so vergesslich! – werde ich, nur für mich und nicht hier im Tagebuch, eine Liste mit Vor- und Nachteilen erstellen, die das Rauchen für mich mit sich bringt. Eingang in diese Liste werden sämtliche Details finden, die sich durch das Rauchen ergeben. Positive und Negative. Ich möchte nicht, für den Fall, dass mich das Nikotinteufelchen noch einmal überlisten sollte, erst darüber nachdenken müssen, mit welchen Handicaps ich zu rechnen habe. Außerdem, auch nicht unbedeutend, wenn die Liste von mir stammt, muss sie per se wahr sein … denn ich würde mich doch nie selbst belügen! Und – gerade die Liste mit den Beschwerden, muss bestimmt noch ein paar Mal ergänzt werden, da einige Verbesserungen erst noch eintreten werden. Verbesserungen von Beeinträchtigungen, deren Ursachen ich vielleicht nie beim Rauchen gesucht hatte.

--- mehrere Tage ohne Eintrag ---

## 67. Tag / 46. Tag ohne Nikotinpflaster

Status: Das Abo-Ende steht bevor. Meine Entscheidung könnte ich locker heute bereits treffen. Die wichtigste Erkenntnis ist: Wenn ich wieder anfange mit dem Rauchen, verliere ich mehr, als ich gewinnen würde.

Drei Tage noch. Anstatt fleißig jeden Tag eine Notiz zu schreiben, las ich in den letzten Tagen zuweilen, was ich da so von mir gegeben habe. Besonders am Anfang des Abenteuers. Meine Güte, was habe ich da für Theorien aufgestellt,

Schuldige gesucht, Auswege aus der Qual der Entwöhnung erkundet und damit bewusst oder unbewusst jeden Tag aufs Neue heftig Krieg gegen meinen Nikotinteufel geführt. Ich litt und schrieb darüber. Ich triumphierte und schrieb darüber. Wenn ich's recht bedenke, erkenne ich jetzt, beim gelegentlichen Überfliegen der Texte, deutlich die Phasen, die ich durchlief. Sprudelnde Abschnitte und besonnene. Vergleichbare Phasen, wie ich sie auch vom Keltern des Weines her kenne. Am Anfang, wenn der frisch gelesene Wein in den Ballon kommt und mit der Weinhefe versetzt wird, dauert es nicht lange, bis der Tanz losgeht. Das Restvolumen des Ballons füllt sich schäumend, so wild stürzen sich die jungen Hefebakterien auf ihr süßes Futter. Ihre Fressorgie gleicht einem rauschenden Fest. Sie bringen, entfesselt von ihrer getrockneten Zurückhaltung, den Most in Wallungen, überschlagen sich schier in ihrer Gier. Zurückhaltung kennen sie nicht, über das Gärröhrchen „rülpsen und pupsen" sie in so schneller Folge, dass man als Hobbywinzer bangend die Daumen drückt und das gute Zeichen sucht, welches vorhersagt, dass am Ende dieser bakteriellen Zuckerfressorgie jener feurige Wein entsteht, von dem man träumt.

Eines der Zeichen ist, dass die Gärung tatsächlich Wochen dauert und nicht nach ein paar Tagen mit ungenießbarem Essig im Ballon endet. Doch, selbst wenn der Zuckergehalt richtig gemessen wurde, sinkt nach den ersten Tagen der Appetit der Hefebakterien und die Gärung geht in die ruhigeren Phasen über. Am Ende geschieht kaum noch etwas. Man muss den Ballon schon schwenken, um die dann zunehmend im alkoholischen Delirium dahinsiechenden Hefebakterien dazu zu bewegen, noch einen kleinen Kohlendioxid-Rülps durch das Gärröhrchen zu pressen …

Warum ich das erzähle? Ganz einfach. Es ist ein passender Vergleich, ein Bild. Genau in dieser Phase befindet sich nach knapp 70 Tagen auch mein Nikotinteufelchen. Zuweilen, wie aus einer tiefen Lethargie erwachend, sendete er mir, gewissermaßen aus den letzten Zuckungen heraus, ein kleines Begehren, ein langweilig geschnürtes Paket aus sentimentaler Erinnerung und unterschwelligem, biologisch-chemischen Suchtempfinden, welches mich jedoch inzwischen nicht einmal mehr zum Nachdenken brachte. Auf einer Skala von egal bis völlig Wurst war es mir inzwischen Banane, was dieser hässliche Vogel aus der Nikotinhölle da in mir trieb. Ich wusste genau, dass ich in drei Tage sagen werde - nämlich: „So, das war's!"

Ob dann tatsächlich für immer weiß ich nicht. Nur eines ist gewiss, wenn ich es nicht will, dann rauche ich auch nie wieder. Aber vielleicht, die Chance besteht ja, entwickle ich irgendwann aus irgendwelchen Gründen ein gravierendes Interesse dafür, dass es mir wieder schlechter gehen soll …

RESÜMEE UND TIPP-LISTE:

➤ Beschaffen dir ein Notizbuch und schreibe zuerst alles auf, was dir an körperlichen Beschwerden durch das Rauchen entstanden ist. Nur für dich. Notiere auch, was dich besonders beunruhigt. Glaube mir, in den kommenden Qualen und Wirren des Nikotinverlusts vergisst du, was dich plagte. Also bei mir stand da, nur so als Beispiel, an erster Stelle dieses beunruhigende, leise Pfeifen in der Lunge, welches mich abends auf dem Rücken liegend nicht einschlafen ließ …

➤ Setze dir ein Startdatum und – auf jeden Fall! – eine überschaubare Frist für den Versuch, eine Art Probezeit, ein Probeabo gewissermaßen. Das können 10 Wochen sein wie bei mir, 100 Tage, was auch immer. Auf jeden Fall ist es nicht gut von vornherein zu sagen: „Für immer und ewig!", denn für soviel Willenskraft ist selbst bei den besten Vorsätzen in der heftig gärenden Sturm- und Drangzeit des Nikotinteufelchens nicht genügend Basis vorhanden. Der gemeine Mistkerl nutzt schamlos jede auch noch so kleine Chance, egal wo sie sich auftut. Sentimental-psychische oder chemisch-biologische Kriegsführung, ihm ist jede Konvention egal, wenn darum geht, uns die Sorge um unseren Körper vergessen zu lassen und das kostspielige wie ignorante Selbstvernichtungsprogramm weiterzufahren. Am Ende dieser Probezeit dann, wenn der stinkende Mistkerl auf Erbsengröße geschrumpft ist und seine Argumente wirkungslos verpuffen, dann kannst du ja immer noch entscheiden, ob du „die Ware" kaufst, oder lieber wieder in die alten Muster verfällst und weiterrauchst. Das Nikotinteufelchen wartet und glaub' mir, es ist dann auch nicht nachtragend. Falls du dich irgendwann wieder für ihn entscheidest, hält er dir diesen Kampf nicht vor, sondern einfach nur zufrieden seine Klappe. Er ist dann wieder dein – falscher! – Freund und sieht gnädig zu, wie du ihm huldigst.

Leider weiß ich auch hier, wovon ich rede ... beschrieben hatte ich es ja bereits.

➢ Visualisiere deinen inneren Schweinehund, dein Alter Ego, deinen Widerspruchsgeist. Bei mir wurde er zum Nikotinteufelchen, in harten Zeiten sogar zum Nikotinteufel. Ihn mir mit einer hässlichen Visage vorzustellen, ihm mein „Nein!" vor den Latz knallen zu können, ihn anstatt mich selbst wegen des Nikotinentzugs leiden zu sehen, das hat mir unwahrscheinlich geholfen, die, offen gesagt nicht ganz so einfache Zeit, zu durchstehen.

➢ Verzichte darauf, alle Raucherutensilien – außer den eigenen Zigaretten selbst natürlich! – wegzuräumen. Setz' dich ruhig ihrer Gegenwart aus. Oder begleite Raucher in die Pause, schnuppere an deren Rauchwolken. Wenn du dann bei deinem Vorhaben bleibst, fühlst du dich umso stärker.

➢ Versuche auf keinen Fall, die Raucherei durch zucker- oder fetthaltige Alternativen zu kompensieren. Nicht das Nichtrauchen macht dick, sondern die kalorienhaltigen Ersatzhandlungen wie Schokolade, Bonbons, Chips und Flips und sonstiges Naschwerk.

➢ Notiere in deinem Notizbuch, was dir täglich so widerfährt. Schöne, aber auch weniger schöne Erlebnisse, Gedanken und Gefühle. Ich hatte den Eindruck, dass gerade dieses Aufschreiben der Aufhörstory mich mehr als alles andere beflügelte, bei der Stange zu bleiben. Wenn du dann die dir gesetzte Frist überstanden hast, besitzt du eine bleibende Erinnerung an ein Abenteuer, welches vermutlich dein Leben verlängert. Wenn du es nicht geschafft haben solltest, dein Nikotinteufelchen – oder wie auch immer du dein nerviges Alter Ego benannt hast – zu besiegen, lernst du dieses und damit dich selbst bei der Lektüre der Notizen besser kennen und umschiffst vielleicht in einem neuen Anlauf die Klippen, die dich beim ersten Versuch scheitern ließen.

> Meide Streit und Stress. Ich weiß, dieser Tipp ist kaum zu befolgen. Selbst wenn du deine Partnerin / deinen Partner, die Kolleginnen und Kollegen darauf aufmerksam machst – wir sind und bleiben emotionale Wesen. Und manchmal ergibt ein Wort das andere … und dann das nächste … und ohne Nikotin bist du eh reizbarer …

Ich wünsche viel Erfolg und würde mich freuen, von der einen oder anderen Erfolgsstory zu hören.

Liebe Grüße und ich drücke die Daumen für ein gutes Gelingen,

Jens

*Vom gleichen Autor im gleichen Verlag erschienen:*

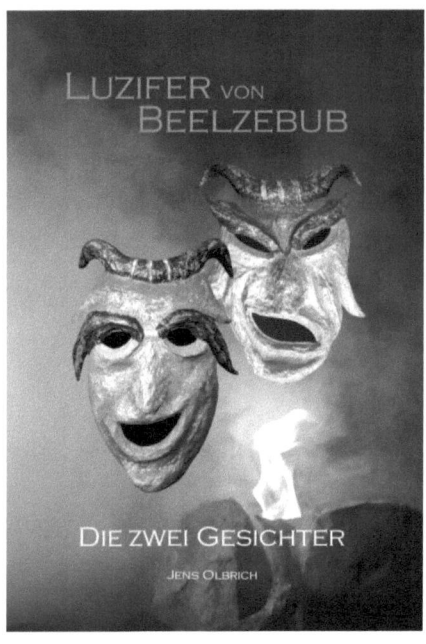

*Luzifer von Beelzebub*
*Die zwei Gesichter*

Teil I der Fantasie-Trilogie
„Luzifer von Beelzebub

erhältlich bei BoD und u. a. bei
amazon, Hugendubel … oder auf
Bestellung beim Buchhändler um
die Ecke

400 Seiten Lesespaß

als Softcover zu 16,99 €
unter der ISBN 978-3752880496

als Hardcover zu 24,99 €
unter der ISBN 978-3752895827

Der junge Luzifer ist hin und hergerissen. Ständig nervt sein Gewissen. Das stört gewaltig, denn so kann er nicht wirklich böse sein und ist daher ungeeignet als Thronfolger des Teufels in der langen Dynastie derer von Beelzebub. Der alten, geheimen Familientradition folgend ändert das der alte Satan, sein Vater, und beschwört die Teilungsmagie. Doch etwas geht schief, denn der in der Menschenwelt gestrandete, von seinem bösen Ich befreite, gute Luzifer findet unter phantastisch-abenteuerlichen Umständen Freunde und Verbündete, sowohl unter den Menschen als auch aus der magischen Welt.

Der Fürst des Schattenreichs tobt und ist außer sich vor Wut. Wird es ihm am Ende gelingen, den guten Luzifer, die Hoffnung der magischen Welt, zu besiegen?

*Vom gleichen Autor im gleichen Verlag erschienen:*

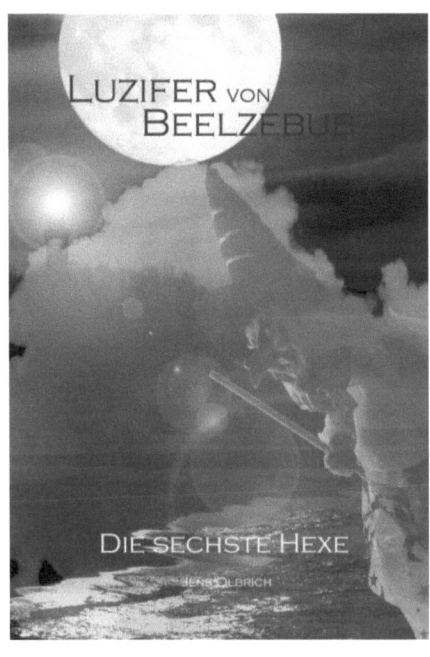

**Luzifer von Beelzebub**
**Die sechste Hexe**

Teil II der Fantasie-Trilogie
„Luzifer von Beelzebub

erhältlich bei BoD und u. a. bei
amazon, Hugendubel … oder auf
Bestellung beim Buchhändler um
die Ecke

444 Seiten Lesespaß

als Softcover zu 17,99 €
unter der ISBN 978-3752880533

als Hardcover zu 25,99 €
unter der ISBN 978-3752895858

Zwei Jahre ist Luzifer nun Fürst des Schattenreichs. Bisher ging auch alles gut … bis zu dem Tag, an dem seine Mutter in der Gestalt eines lila Storchs zu ihm ins Dorf geflogen kommt und ihn um Hilfe bei der Suche nach einem entführten Mädchen bittet. Denn wie sich herausstellt ist das Mädchen kein Mensch, sondern eine Hexe, welche der Malerin Sophie Gengembre Anderson bereits im Jahr 1869, also vor fast 150 Jahren, Modell stand. Die Uhr beginnt zu ticken. Luzifer muss tief in die düsteren Geheimnisse seiner Familie eintauchen, zu allem Überfluss auch noch pubertäre Wirren ertragen und begegnet seiner Liebe. Doch die Unterschiede sind gravierend, wird sie je erwidert werden? Eine rasante, zuweilen humorvoll, zuweilen ernst erzählte Geschichte mit turbulentem Handlungsablauf aus dem abenteuerlichen Leben von Luzifer ist garantiert. Sie erstreckt sich über viele Schauplätze rund um die Welt und wartet mit alten und neuen, liebenswerten oder auch super bösen Figuren auf.

*Vorschau:*

**Luzifer von Beelzebub**
*Die verlorenen Teufel*

Teil III der Fantasie-Trilogie
„Luzifer von Beelzebub

Der dritte Teil ist noch in Arbeit.
Die Fertigstellung ist geplant für den Herbst 2019.